类风湿性关节炎防治

主　编

陈东银

副主编

凌贤才　赵月华　王于川

编著者

（以姓氏笔画为序）

王于川　李立保　李晓毛　陈东银

杨庆芬　周利军　赵　骧　赵月华

唐　云　凌贤才　梁惠民

U0282621

金盾出版社

内 容 提 要

本书介绍了类风湿性关节炎的基础知识,诊断与鉴别诊断,预防以及西医治疗、中医治疗、物理治疗、饮食治疗、运动治疗、心理治疗、手术治疗等内容。资料翔实新颖,文字通俗易懂,方法科学实用,可供类风湿性关节炎患者、患者亲属及基层医务人员阅读。

图书在版编目(CIP)数据

类风湿性关节炎防治/陈东银主编.—北京:金盾出版社,2004.6

ISBN 978-7-5082-2982-9

Ⅰ.类… Ⅱ.陈… Ⅲ.风湿性关节炎-防治 Ⅳ.R593.21

中国版本图书馆 CIP 数据核字(2004)第 035712 号

金盾出版社出版、总发行

北京太平路 5 号(地铁万寿路站往南)

邮政编码:100036 电话:68214039 83219215

传真:68276683 网址:www.jdcbs.cn

封面印刷:北京精彩雅恒印刷有限公司

正文印刷:国防工业出版社印刷厂

装订:大亚装订厂

各地新华书店经销

开本:787×1092 1/32 印张:8 字数:177 千字

2009 年 4 月第 1 版第 6 次印刷

印数:38001—48000 册 定价:14.00 元

(凡购买金盾出版社的图书,如有缺页、倒页、脱页者,本社发行部负责调换)

前　言

　　类风湿性关节炎是人类常见病、多发病之一,该病不仅给患者个人的生活、工作、心身健康带来不幸,而且给家庭造成精神压力与经济负担,如不积极配合医师治疗,致残率较高,甚至有生命之虞。类风湿性关节炎的病因目前还不十分明了,因此为该病的彻底治疗造成很大的困难与盲目性。为此,我们通过总结长期的临床工作实践,参考了大量文献资料,结合本病目前国内外发展的趋势,编写了《类风湿性关节炎防治》一书。书中介绍了类风湿性关节炎的基础知识,临床诊断与鉴别诊断,预防以及常用的西医治疗,中医辨证施治、单方、验方、偏方等治疗,物理治疗,饮食治疗,运动治疗,心理治疗,手术治疗等内容。

　　本书内容全面系统,文字通俗易懂,方法科学实用,适合类风湿性关节炎病人及病人家属阅读,亦可供基层医务人员参考。

　　作者在编写过程中,参考了一些公开发表的文献资料,并引用了一些医家的经验,未一一注明,谨向原作者表示衷心感谢。由于我们的水平和知识有限,错误和不到之处在所难免,敬请广大读者批评指正。

陈东银

2004 年 3 月

目　　录

一、基础知识

二、诊断与鉴别诊断

四、预　　防

一、基础知识

1. 什么是类风湿性关节炎？

类风湿性关节炎(RA)是一种原因不明的慢性全身性风湿病,多见于青壮年女性,以关节组织慢性炎症病变为主要表现,呈对称性、多发性反复发作。大部分类风湿性关节炎以隐匿的方式起病,病人在数周或数月内逐渐出现四肢的掌指关节、蹠趾关节或腕、踝关节呈对称性肿胀、疼痛、僵硬。少数病人可以在某些外界因素,如感染、劳累、手术、分娩、不良情绪等刺激下发病。疾病活动时常伴有乏力、食欲减退、体重减轻、低热等全身症状。类风湿性关节炎除主要侵犯手、足小关节外,还可侵犯心血管系统、神经系统、肌肉、肾脏、呼吸系统、内分泌系统、血液系统、消化系统和眼睛等。类风湿性关节炎的主要病理变化为关节滑膜细胞浸润,血管翳形成,关节液成分改变,关节纤维化或硬化,软骨破坏,最终导致关节结构破坏、畸形和功能丧失。类风湿性关节炎是一种常见病、多发病,病人常因此致残丧失劳动能力。

2. 类风湿性关节炎的病因有哪些？

类风湿性关节炎的病因较为复杂,至今仍还不十分清楚。目前认为主要有以下方面:

(1)感染:任何感染都可引起类风湿性关节炎。国内资料表明,50%～80%的类风湿性关节炎病人是在患反复发作的咽炎、慢性扁桃体炎、上颌窦炎、中耳炎、胆囊炎、流感或其他链球菌感染之后,经过2～4周开始发病。其他微生物,如结核杆菌、病毒、支原体、产气荚膜杆菌、葡萄球菌、淋球菌、类白喉杆菌、衣原体、螺旋体及真菌等感染,均可引起。

(2)遗传因素:近年来,家谱调查结果表明,类风湿性关节炎病人家庭中类风湿性关节炎的发病率比健康人群家庭高2～10倍。近亲中母比父患类风湿性关节炎的多;近亲中类风湿阳性率也比健康人群高2～3倍。强直性脊柱炎病人家族中类风湿性关节炎的发病率比对照组高2～10倍,血清阳性率高4～5倍。目前已证明,类风湿性关节炎病人组织相容抗原(HLA)有特征表现,较一般人群明显多见。单卵双生子较双卵孪生子女同时发病频率大,在病人亲属中发病率高也更支持遗传因素在本病发病中的作用。因此,目前认为类风湿性关节炎是一种被遗传因素控制的自身免疫性疾病。

(3)免疫与免疫反应:大量资料证明,类风湿性关节炎是免疫调节功能失调的一种自身免疫性疾病,特别是用现代检查方法,能够确定病人血中有特殊的类风湿因子,抗核抗体和各种免疫复合物,这都支持自身免疫的说法。

(4)内分泌因素:国外学者发现,类风湿性关节炎病人的肾上腺皮质激素分泌减少,而去氧皮质酮分泌增加,去氧皮质酮系促炎物质,可引起结缔组织发生炎症。患有类风湿性关节炎的妇女在月经或妊娠2～3个月后,其症状可自行缓解,而月经期后或产后关节炎又迅速恶化。在临床上应用糖皮质激素治疗类风湿性关节炎获得良好效果,已成公认的事实。

(5)其他因素:如风湿性关节炎转变为类风湿性关节炎,酶类与物质代谢异常,体质因素和发病诱因,心理因素也有作用。国外学者发现,儿童患类风湿性关节炎在父母离婚,父或母死亡的家庭中其发病率也是高的。此外,气候因素与环境因素,如太阳黑子活动增强,破坏了大气中电平衡,可能使滑膜细胞内电荷平衡紊乱,而诱发滑膜炎。类风湿性关节炎病人多半在每年春季或秋季的春分和秋分节气前后发病,病情加重或恶化,因为这时的湿度高,每日的温差大,微生物适于繁殖,人们易患感染性疾病等。

3. 正常关节的基本构造有哪些?

人体各部的关节虽然形状和活动范围各不相同,但基本结构均由关节面、关节囊和关节腔三个部分组成(图1)。

(1)关节面:每一个关节都有两个形状相互适应的骨面。其中一面呈球形的凸面叫关节头,另一面呈凹形的叫关节窝。关节面上都覆盖着一层光滑而富有弹性的软骨,叫关节软骨。关节软骨的厚薄不一,在中心或圆凸面,重力的支持部位最厚,在关节的边缘部最薄,厚度为 0.2 毫米~0.4 毫米。关节软骨表面非常光滑,能减轻运动时互相摩擦,同时软骨富有弹性,能减少运动时的冲击和震荡。

(2)关节囊:在两个骨面的四周,有一层膜包裹着,叫关节囊。关节囊分内、外两层。内层很薄称滑膜层,由薄而疏松的结缔组织构成。滑膜能分泌滑液,滑液有滑润关节,减少运动时关节面之间摩擦和营养关节软骨的作用。关节滑液的多少因人和关节的大小而异,一般为 0.13 毫升~2 毫升,有些小关节尚达不到此数量。当关节发生炎症或外伤时,关节滑液不仅数量增加,还可发生质的变化。

(3)关节腔:是位于关节面之间,由关节囊包围而成的密闭腔隙,腔内有滑膜分泌的少量滑液,起润滑作用。在关节囊和关节软骨发生病变时,关节腔内可积液或积脓,关节活动受到限制,活动时有摩擦音,关节肿胀、疼痛等症状。

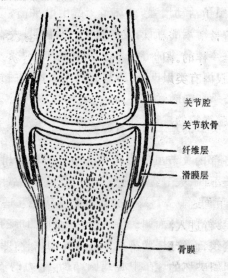

关节腔
关节软骨
纤维层
滑膜层

骨膜

图 1　正常关节构造示意图

　　凡是关节必具备关节面、关节囊和关节腔三个组成部分,这是所有关节的共性。但各个关节由于关节面的形状不同,关节囊的松紧强弱不同,使关节结构有所差异,这种差异就显示了各个关节的个性。另外,有的关节还有一些辅助结构,如关节盘,它能使相应的关节面更加适应;韧带,有的在关节囊内,有的在关节囊外,可增强关节的牢固性和灵活性;关节盂缘,是附着于关节窝周缘的软骨组织,用来加深和扩大关节窝等。

4. 类风湿性关节炎有哪些病理改变?

　　(1)类风湿滑膜的病理特征:类风湿的病理基础主要是关节,首先是滑膜等全身结缔组织的破坏,即解聚作用。当患类风湿时,结缔组织的破坏过程主要表现为纤维蛋白样变性、坏死、增殖和硬化。

类风湿性关节炎病人不论血清反应阳性或阴性,滑膜的病理改变是一样的。阳性者,主要呈典型的血管炎与坏死性改变,表现滑膜内有类风湿因子免疫复合物、细胞因子和炎症递质存在。

(2)滑膜组织的病理学变化:急性期类风湿的早期病理改变为滑膜水肿增厚,中性粒细胞、单核细胞、肥大细胞浸润及细胞吞噬现象。亚急性期进入慢性期或中晚期的过程中,主要是细胞浸润、淋巴样小结、血管翳的形成,大量巨噬细胞、T淋巴细胞、B淋巴细胞、浆细胞、成纤维细胞浸润,中性粒细胞极少,主要是移行进入滑液内;血管翳和血管翳细胞等同于类风湿的滑膜组织,血管翳、软骨、骨结合组织又称肉芽肿,是类风湿性关节组织破坏的主要成分和物质基础(图2)。

(3)滑膜细胞的形态学改变:滑膜细胞可分为A、B、C三型。A型滑膜细胞类似巨噬细胞,占滑膜细胞总数的20%～30%。B型细胞类似成纤维细胞,占滑膜细胞总数的70%～80%,呈卵圆形或不规则形。C型细胞是介于A型和B型滑膜细胞之间的细胞,呈卵圆形或不规则形,主要特征是胞浆内含有内质网、高尔基复合体和大泡等。

5.何谓类风湿性关节炎临床病理滑膜炎期?

类风湿性关节炎急性发作时,局部病理改变决定了病情的轻重。当局部关节为急性或亚急性滑膜炎,关节腔内有滑膜渗出液而出现关节肿胀和变形,关节周围组织包括关节囊肌腱和肌肉水肿,关节囊紧张和疼痛,导致关节功能障碍而活动受限,此后不久即出现骨骺部的骨质疏松,此病理过程称为临

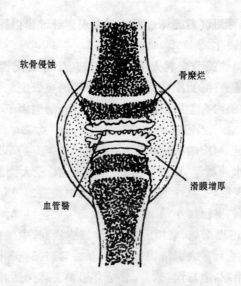

软骨侵蚀　　　　　　骨糜烂

血管翳　　　　　　滑膜增厚

图 2　类风湿性关节炎关节病理改变示意图

床病理滑膜炎期。此期的病理改变主要在滑膜,是类风湿性关节炎的局部免疫应答反应,尚未发生全身性的免疫反应。滑膜的组织学改变在发病第一周出现。此期可持续 6～12 个月。

类风湿性滑膜炎滑膜毛细血管充血、水肿和纤维蛋白渗出,关节腔内有渗出液。在"干性"关节炎时则滑膜萎缩,而渗出不多,容易造成关节粘连等。

此期的炎症过程如能及时、正确地诊断和有效的治疗,可以被控制或终止,完全能恢复正常,预后良好。所以,此期是临床治愈的关键时期。

6. 何谓类风湿性关节炎临床病理血管翳形成期?

在类风湿性关节炎的急性炎症反应消退后,渗出物逐渐吸收,滑膜中血管翳开始形成,血管翳覆盖并与软骨粘连向软骨内侵入,阻断了软骨从滑液内吸收营养,软骨表面开始出现糜烂、溃疡和肉芽组织,软骨和骨骺结构破坏,软骨细胞基质溶解、死亡,以至全部软骨被侵蚀,滑膜与关节囊纤维化,从而导致关节腔狭窄,此病理过程称为临床病理血管翳形成期。

此期的病理过程可由滑膜炎波及血管、心肌、神经及其他内脏器官,临床上用敏感试剂可于血清中检出类风湿因子。一旦出现类风湿因子,即可认为病理转入了第二期,表示已经发生了自身免疫反应,其临床病情也渐趋于严重。

7. 何谓类风湿性关节炎临床病理硬化期?

类风湿性关节炎破坏了关节软骨后,血管翳中纤维组织继续增殖侵入骨组织内,引起骨骺炎症、坏死,其后发生钙化出现纤维性和骨关节硬化,致关节腔显著狭窄甚至完全消失。日后临床上即使手术锯开时,也难找到原来的关节腔隙,关节面粗糙不平,骨吸收及骨髓表面的破骨细胞和成骨细胞同时进行,关节边缘伴发骨性增生,致使关节融合,产生骨关节病。由于关节迅速松弛或紧张破裂,关节囊日趋纤维化,以及机械因素等导致关节囊挛缩、半脱位和全脱位,关节功能急剧减退,部分或全部功能丧失,此病理过程称为临床病理硬化期。

此期慢性炎症过程在临床上称为慢性期,或纤维硬化期,造成关节功能明显障碍,在很大程度上难以恢复,可成为永久性残疾。

8. 类风湿性关节炎对心脏有哪些损害?

类风湿性关节炎对心脏损害表现在心肌的深部、心内膜、二尖瓣基底部和心包膜,均有类风湿性肉芽肿和淀粉样变,但临床上很少出现症状。类风湿性关节炎可伴有心肌营养不良

（最多见）、心肌炎、心脏炎、主动脉炎及主动脉瓣关闭不全、二尖瓣关闭不全、主动脉瓣与二尖瓣联合瓣膜损害、心包炎、冠状动脉炎、动脉粥样硬化、心肌病、传导系统障碍、心肌梗死等。临床上可有其相应的症状，但区别于风湿性心脏病损害的特点是：一般无症状，且不发生心力衰竭，心脏炎经临床治疗后很快消失，类风湿性关节炎出现之前，也可单独发生。心脏损害多半发生在类风湿性关节炎的急性期，很少发生在慢性期和病程长的病人。心包炎可伴有心前区疼痛，但缩窄较罕见。X线检查常可发现粘连性心包炎、心包填塞和胸膜炎，而临床多无症状。超声心动图检查对诊断类风湿性心脏损害和心包炎有一定价值。

9. 类风湿性关节炎对血管有什么影响？

类风湿性关节炎急性期首先损害微循环血管（毛细血管和小静脉，小动脉少见），表现为毛细血管炎及血管炎。特点是血管壁纤维蛋白样坏死、灶状出血及多数病人的血管壁上沉积有淀粉样物质，血管周围有淋巴细胞等浸润。类风湿性血管炎表现微循环障碍和微小血管栓塞，症状有指动脉炎、指（趾）端、甲沟、甲缘和指腹成片出现小点状或丘疹状棕色小结节状淤点，小腿下三分之一和踝部浅表血管炎形成无痛性溃疡，指、趾甲营养不良性溃疡和坏疽，手和四肢可出现网状青斑以及雷诺现象等。

轻度出血表现为类风湿性紫癜。重度可有牙龈出血、鼻出血、内脏出血、血尿以及弥散性血管内凝血（DIC）表现。胃肠道内糜烂时表现腹痛、呕血、肠套叠、肠穿孔，且经常反复发作。约有三分之一病人有肝掌现象，以男性多见，表现在手掌或足底部有鲜红色斑点或斑块。最严重者为"全身性"坏死性动脉炎,其特征为视网膜炎、巩膜炎、虹膜炎、冠状动脉炎、心肌炎、心包炎、多发性单神经炎,坏死性胆囊炎和心绞痛、心肌梗死、脑血管坏死或栓塞等。

长期服用糖皮质激素,可加重血管炎的症状。

10. 类风湿病人血液系统有何改变?

类风湿是一种全身性自身免疫性疾病,自身免疫因子必定由血液中的细胞和液体带到全身各脏器,致使各个脏器发病。临床上类风湿愈重血液中的成分变化愈大。主要改变是:

(1)贫血:类风湿病人早期多无贫血,随着病程进展与病变活动的加剧,常出现贫血。典型病例为正色素性贫血,一般呈低色素性,贫血的严重程度与类风湿活动度一致。贫血程度愈重,病变的活动愈明显,血清红细胞生成素显著升高,以致血红蛋白显著减少,红细胞变形能力减弱和红细胞寿命缩短,血清铁降低,而蛋白结合铁正常。随着类风湿病情好转,血清铁的水平也恢复正常。

(2)冷球蛋白血症和高粘血症:其机制尚不清楚。冷球蛋白血症的性质是冷凝热溶,遇冷时凝成絮状、胶块或结晶状沉淀,加热后冷球蛋白沉淀溶解仍恢复到溶液状态。冷球蛋白在高含量和35℃时,也能沉淀;低含量在5℃时,不出现沉淀。溶液的 pH 值和离子浓度也影响其沉淀的性能。

高粘血症可引起全身微循环障碍,如神经系统有头晕、头胀、耳鸣、耳聋、感觉异常和肌无力;心血管系统有体位性低血压、肺高压、急性肺心病、心力衰竭;食欲减退、全身乏力、关节疼痛、齿龈、鼻、胃肠道粘膜出血,便血;视力模糊、视野缩小、视网膜血管淤血、堵塞以及失眠等。

(3)弥散性血管内凝血:全身出血明显而广泛,表现有齿龈、鼻、消化道、颅内、泌尿系统的渗血、淤血、紫癜等。

（4）**免疫复合物疾病**：可出现肾小球肾炎、肾病、肾功能衰竭、支气管炎、肺炎、肝炎等。

（5）**其他疾病**：严重类风湿也可并发再生障碍性贫血、溶血性贫血、恶性贫血、嗜酸粒细胞过多综合征、反应性网状细胞增多症、白血病、骨髓瘤、恶性肿瘤等疾病。

类风湿贫血特点是抗贫血药、维生素 B_{12}、铁剂和输血治疗均无效，糖皮质激素或血浆交换治疗有效；高粘血症可用丹参和益母草注射液，能降低血粘度和改善血液流变学。青霉胺、瘤可宁和环磷酰胺可抑制免疫球蛋白产出，在类风湿出血时可用糖皮质激素和 6-氨基己酸，抢救时用血浆交换法进行治疗，必要时反复进行。

11. 类风湿病人神经系统损伤临床有哪些表现？

类风湿性关节炎的神经损伤临床表现多样，如周围神经纤维萎缩和脱髓鞘改变，临床表现为皮肤营养不良和多发性单神经炎，出现尖型或套型感觉减退、麻木、束缚感、温觉过敏或迟钝，呈对称性疼痛或针刺样、撕裂样疼痛，走路不稳似脚踩棉花或海绵，膝（肘）反射减弱或消失，肌肉无力和萎缩，腕（足）下垂、腕管综合征等。类风湿的脊髓病变主要表现有颈椎脊髓病变、类风湿结节、血管炎、椎体半脱位等，造成脊髓和脊神经根受压。寰枢椎半脱位病最常见，约占 36%，临床上可表现颈背疼痛、四肢无力、瘫痪甚至突然死亡。而椎基底动脉受压可引起眩晕、一过性脑缺血、四肢无力等。类风湿还可出现脑血管意外、脑梗死、蛛网膜下腔出血、痴呆等。

自主神经功能紊乱表现为，体温早高晚低，常有低热；心血管表现有面部潮红、心悸、晕厥、血压忽高忽低，低血压多见；多汗表现在鼻尖、口周、额部、手心和足底部；皮肤和指甲表现有皮肤苍白或潮红，手（足）关节皮肤变薄、萎缩、光滑发亮、皮肤弹性减低；毛发干枯，肌肉萎缩，常有腹胀、轻度腹泻、夜尿多，头部跳痛与偏头痛等。还可表现任性、固执、恐惧、焦虑、失眠多梦、多愁善感、哭笑无常，甚至产生自杀想法等。

12. 类风湿病人内分泌损伤临床有哪些表现？

（1）垂体、肾上腺皮质功能低下：表现食欲减退、恶心、呕吐、厌食、嗜睡但睡不着、消瘦、极度乏力、软弱、懒动、怕冷、忧郁、体重减轻、血压低、贫血、嗜酸性粒细胞增多等。

（2）性腺功能减退：表现更年期症状提前，月经紊乱，经血量或多或少，性欲亢进或减退。卵巢功能减退，多发生在未生育的妇女。

（3）甲状腺功能减退：可出现粘液性水肿或自身免疫性甲状腺炎，少数有甲状腺功能亢进的表现。甲状旁腺激素分泌过多而引起骨质吸收增加，骨钙减少出现骨质疏松。

13. 类风湿病人呼吸系统损伤临床有什么表现？

类风湿病人引起上呼吸道损害，多为类风湿性小结节引发的症状，如咽痛、咽喉部发紧、声音嘶哑、咳嗽、喘鸣、呼吸困难等。可因类风湿性滑膜炎侵蚀喉部软骨，破坏、融合与纤维性强直。因此，临床上多无症状，往往在体检时发现。

（1）慢性间质性肺炎：临床表现为不明原因的长期咳嗽、咳痰、低热、胸痛，偶有呼吸困难。肺部叩诊可有浊音，听诊可有啰音。除反复发作气管炎外，临床上多无明显症状，病程多在两年之内。当检查病人出现了杵状指（趾）后，才考虑到类风湿病。

（2）类风湿性尘肺：以矿工和接触粉尘的工人多见，尘肺可发生在关节炎之前、之后或与关节炎同时出现，类风湿因子检查为阳性。类风湿性尘肺可导致肺功能减退、肺活量减少，合并感染时出现咳嗽、胸痛、咳黑色或血色痰、呼吸困难、心力衰竭等症状。

（3）类风湿性胸膜炎：多数发生在类风湿活动期，也可在关节症状之前数日或数周出现。胸水呈渗出性，胸膜炎多半是干性，临床上多无明显症状，只有在 X 线片上发现胸膜肥厚、粘连和多发性胸膜下结节，空洞破入胸腔引起气胸时，才予以确诊。

抗生素治疗类风湿性肺炎和胸膜炎无效，用糖皮质激素治疗效果显著而迅速，多在 1 周内好转或治愈。

14. 类风湿性关节炎消化系统损伤临床有什么表现？

类风湿性关节炎发作时，食管、胃、肠的粘膜及粘膜下硬化、萎缩（由于小血管壁沉积大量淀粉样物质所致）。胃粘膜层的酸性粘多糖类物质积聚，可能是产生无症状性胃炎、胃窦部溃疡、呕血、便血和穿孔的原因。

类风湿性关节炎还可并发溃疡性出血性结肠炎，食管狭窄，肝营养不良和变应性肝炎，后者可引起肝肿大。肝功能多数正常，转氨酶不高，但碱性磷酸酶升高，可明确诊断。还可引起肠系膜血管炎，小肠吸收不良综合征（腹泻），肠梗阻，胆囊炎，胰腺炎，回结肠囊肿等。

经常服用抗风湿药物治疗，导致消化道损害和毒副作用，病人的唾液腺分泌功能减低，出现口腔干燥，血清中骨泌素和胃蛋白酶分泌增多，致使病人出现恶心、呕吐、食欲减退、胃部饱满、腹痛、腹胀、腹泻等，还可致回肠、结肠囊肿与结肠假憩室形成等。

15. 类风湿性关节炎对肾脏有哪些损伤？

一般类风湿性关节炎不引起免疫复合性肾炎。通常表现为夜尿多，肾小球浓缩功能减低和滤过率增高，微量蛋白尿或血尿。严重类风湿病人，尤其长期用糖皮质激素治疗者，可伴发局灶性狼疮性肾炎、间质性肾炎、肾盂肾炎、肾病、药物性肾炎、肾小管酸中毒、肾性尿崩症、肾淀粉样变等。真正类风湿性关节炎所致的肾炎很少发生肾功能不全，若继发肾萎缩和淀粉样变时，可发生肾功能不全、肾静脉栓塞和血尿。

病情进展迅速的病人多见有局灶性肾炎，表现为轻微蛋白尿、血尿和管型尿，临床症状不明显，如不经常查尿则不容易发现。肌酐清除率降低与关节病变程度相一致。关节炎缓解时，尿变化迅速恢复正常。

类风湿病程长的病人中，20%～60%继发肾淀粉样变。淀粉样变多见于关节严重破坏和肝、脾、淋巴结肿大的病人，可在1～2年内出现。其特点是进行性蛋白尿，最终发展成典型的肾病综合征和肾功能不全，但呈慢性过程。也可因某种因素，如接种、感染、手术、肝炎、伤寒或因用糖皮质激素和环磷酰胺等免疫抑制剂而进展恶化。恶性类风湿并发的肾淀粉样变，多在1～2年内死亡。

用糖皮质激素治疗肾淀粉样变可致病情恶化，故宜慎用或禁用。

16. 类风湿性关节炎对脾脏和淋巴结有什么影响？

类风湿性关节炎病情与淋巴结肿大的严重程度是一致的，淋巴结肿大分全身性或局部性。淋巴结肿大常伴有脾肿大，临床上易被误诊为淋巴肉芽肿病，而淋巴结活检显示慢性增生性炎症改变，可作鉴别。周围淋巴结有淋巴窦扩大，淋巴滤泡增生，浆细胞增多和浆细胞淋巴样组织增生，并含有类风湿因子。

类风湿病人可反复出现淋巴结肿大，早期经糖皮质激素治疗后可迅速缩小，慢性过程的类风湿性关节炎，可出现浅表淋巴结肿大（如颌下、锁骨上下窝、肘、腋下、腹股沟等部位），小如扁豆、榛子、栗子，大如核桃或鸡蛋。肘部尺骨处的淋巴结肿大在上臂下三分之一内侧，即肱二头肌腹侧后部最易触及，一般较软，但反复肿大时可变硬（结缔组织增生），而且不会回缩。肿大的淋巴结可活动，一般不痛，可有压痛，且影响到关节活动功能，如举臂和行走等。

17. 类风湿病人眼部损伤有何表现？

类风湿病人的眼部损害最常见为虹膜炎、虹膜睫状体炎、慢性结膜炎、束状角膜炎、表层巩膜炎、色素膜炎，类风湿多累及深层有脉络膜炎、穿孔性巩膜软化症、视网膜炎、眼干燥症、睑缘炎、泪囊炎、角膜穿孔、结膜皱缩和眼睑黄斑瘤等。当病变累及深层时，出现剧痛、怕光、流泪、充血发红、视力减退，严重者可致青光眼或巩膜塌陷。眼底检查可见视神经盘和视网膜水肿、褪色、周围静脉扩张、动脉变细、视神经盘有微白黄色灶及色素沉着。视网膜或并发黄斑囊样变性，玻璃体混浊及眼球萎缩等。

类风湿引起虹膜睫状体炎，在类风湿发病之前数周、数月或数年出现，早期表现为角膜后有细小、粗大或融合成小片状色素沉着物。如单眼发病，迟早呈对称性或交替性双眼损害，并反复发作。虹膜炎常并发眼压降低、视力减退、白内障、青光眼甚至失明,斜视可能是虹膜炎视力丧失的早期预兆。

慢性虹膜睫状体炎和结膜炎等眼病变发作时,关节炎的症状可减轻。总之眼损害多伴有类风湿结节和血管炎表现。

类风湿眼损害一般疗法和抗生素治疗无效,用糖皮质激素和磺胺醋酰钠眼药水点眼效果显著而迅速。

18. 类风湿病人为何会引起费尔蒂综合征?

类风湿性关节炎、脾肿大、粒细胞减少称三联症,早期国外学者称之费尔蒂(Felty)综合征,现又称类风湿性关节炎、脾肿大综合征。发病率占类风湿性关节炎的1%左右。费尔蒂综合征系指类风湿同时伴有肝、脾和淋巴结肿大,以脾大为主,并有脾功能亢进(粒细胞减少和贫血等)。身体暴露部位出现桂皮样黄色色素沉着,营养不良性肝硬化,小腿溃疡,类风湿结节,干燥性角膜结膜炎等。当机体白细胞减少时,病人的关节症状可缓解或静止,但常又并发严重感染,如口腔溃疡、鼻窦炎、感冒、气管炎、丹毒和疖肿等反复发生,甚至出现脓毒血症、胸膜炎、心包炎和周围神经疾病。近年来,有人认为此型类风湿是红斑性狼疮的过渡型,或属混合性结缔组织病范畴。

本综合征三分之一为女性,年龄多在50~70岁之间,且已罹类风湿性关节炎10年以上,关节病变较严重的病人。病人多伴有贫血,38%的病人伴有血小板减少,98%的病人类风湿因子阳性,且滴度较高,60%抗核抗体阳性,33%血中找到狼疮细胞,85%有特异性抗粒细胞抗体和抗白细胞膜抗体,大部分病人可检出免疫复合物或补体活性低。在诊断费尔蒂综合征时需与其他疾病鉴别。

本征可自然缓解。糖皮质激素治疗有一定效果,若有反复感染和严重贫血伴出血不止时,则需行脾切除治疗。

19. 类风湿病人为何会出现骨质疏松与关节破坏？

类风湿病人关节近端的骨质出现疏松或脱钙，是类风湿滑膜炎与骨质破坏的早期征象。晚期骨端出现束状透亮区时为广泛性骨质疏松，骨骺或骨端边塌陷与椎体双凹变形。类风湿早期开始骨质丧失直至临床症状改善，以手的骨密度减低出现最早。据国外学者研究认为，骨质疏松与肌肉萎缩发生相一致，骨质疏松发生是神经营养障碍的结果。在绝经后类风湿妇女性激素减少，致蛋白分解，骨基质形成、转换和成熟不足，以及骨对甲状旁腺激素的敏感性增高，而促进骨盐溶解和血钙浓度升高，尿钙排出增加，导致骨质吸收加快而引起骨质疏松。类风湿病人服用糖皮质激素治疗时，致肠粘膜对钙吸收减少与粪钙排出增加，抑制肾小管对无机盐的再吸收，引起尿钙、磷、镁排出增加，血中钙、磷、镁水平下降，从而导致骨钙减少，甲状旁腺激素分泌增多及性激素、三碘甲状腺原氨酸（T3）和降钙素分泌减少，则抑制骨胶原的合成与骨形成而发生严重骨质疏松。

类风湿病人的关节与骨破坏，主要是血管翳细胞溶酶体破裂释放的蛋白水解酶、补体裂解产物、结缔组织激活肽、纤溶酶、胶原酶等刺激滑膜纤维细胞、巨噬细胞和软骨细胞，使破骨细胞活性增强，影响能量代谢而加重关节破坏，骨破坏与关节内温度亦有关。其温度升高很可能是加速关节软骨破坏的原因之一。类风湿性关节炎病人同一关节滑膜组织、软骨和骨质破坏与修复是同时进行的。

20. 类风湿病人为什么会出现淀粉样变？

淀粉样变多见于类风湿性关节炎病程长的病人，中老年人多见,青少年也可发生,一般多发生在肝、肾、心脏、胃肠道、口腔粘膜或支气管粘膜。淀粉样变是由淀粉样蛋白沉积于任何结缔组织内引起的病变,多见于类风湿、强直性脊柱炎、原发性骨性关节炎、肠道疾病引起的感染过敏性关节炎和肾病等。临床表现有小肠吸收不良性慢性腹泻、水肿、周围神经病变、蛋白尿、滑膜关节肿痛加重、心脏增大、心肌病、肝脾淋巴结肿大、扇形瞳孔、舌肿大、肩痛、双侧腕管综合征等。类风湿病人出现不明原因蛋白尿时,应考虑淀粉样变病,需进一步检查确诊。如尿蛋白持续 1 个加号以上,血沉加快,免疫球蛋白 G(IgG)、免疫球蛋白 A(IgA)、免疫球蛋白 M(IgM)升高,取口腔唾液腺活检,免疫学检查,静脉注射刚果红试验等,基本能确诊。

21. 类风湿病人关节液有什么改变?

类风湿病人的关节液早期粘度丧失,是由于中性粒细胞释放溶酶体酶,使透明质酸蛋白复合物分解所致。由于关节液的滑润性减低,故关节的滑润功能被破坏。曾有国外学者报道,重症类风湿病人负重关节的摩擦力比正常关节增加 15 倍,此时若继续运动或增加负荷,则有可能使关节面相互摩擦而损伤关节面软骨等。

由于电镜的发展,在类风湿病人的关节液和滑膜培养物中找到了类风湿细胞。国外学者在类风湿病人的关节滑液中发现,94%有类风湿细胞,其存在与类风湿因子的增高与否没有关系。所以,国外学者认为典型的类风湿病人关节滑液内出现类风湿因子和类风湿细胞等病理性改变。

22. 怎样判定类风湿性关节炎功能及残疾等级？

甲级：关节活动和体力严重受限，大部或全部丧失活动能力，或卧床不起，生活不能自理，需人扶助。

乙级：关节活动和体力明显受限，可离床轻微活动，生活尚能自理，部分需人扶助。

丙级：关节活动和体力劳动受限，生活能够自理，可坚持半日轻工作或轻的家务劳动，但离不开治疗。

丁级：关节活动轻微受限，需继续治疗，尚保持职业劳动能力，可坚持 8 小时轻工作，但不能做较重体力劳动。

23. 判定类风湿性关节炎的活动性指标有哪些？

(1)早晨或睡醒后关节或全身僵硬现象持续在 30 分钟以上。

(2)关节明显肿胀、剧烈疼痛、重度压痛或自发痛。

(3)当小量和间隔较长时间(6 小时以上)用抗风湿药时，不能有效止痛和缓解僵硬、疼痛及乏力等症状。

(4)一旦停用抗风湿药，关节肿痛和全身疲乏、食欲减退、发热等症状迅速加重。

(5)高热伴有关节肿胀和(或)疼痛及皮疹。

(6)类风湿性皮下结节。

(7)关节周围反复出现硬结性红斑或结节伴有关节红肿和疼痛。

(8)关节肿胀和(或)疼痛伴有虹膜睫状体炎、束状角膜炎或慢性结膜炎。

(9)长期低热伴有关节晨僵、疼痛和肿胀，白细胞减少。

(10)关节肿痛伴有白细胞持续增高或长期减少，血小板升高,紫癜或伴发严重贫血。

(11)血沉在 3 个月内(至少每月查 1 次)持续增快在 30 毫米/小时以上,或血沉虽不增快,但有明显波动,或经抗风湿药治疗关节肿痛好转后,血沉仍增快者。

(12)类风湿因子阳性,或滴度明显升高者。

(13)血清粘蛋白,γ、α_2 和 β 球蛋白,C-反应蛋白和透明质酸,免疫球蛋白 G(IgG)或免疫球蛋白 M(IgM)和纤维蛋白原明显升高等因素,血清或滑液白细胞介素-1(IL-1)、白细胞介素-6(IL-6)和肿瘤坏死因子(TNF)均有升高。

(14)关节 X 线检查示持久明显的骨质疏松,或蚕食样破坏而无新骨形成。

(15)滑膜、滑液或皮下结节病理检查,呈急性炎症改变。

24. 风湿病会不会演变成类风湿?

中医的风湿病包括类风湿,而西医的风湿与类风湿是两种不同的疾病,在临床上容易混淆。风湿病长期的病理变化可以演变成类风湿。慢性类风湿性关节炎是由急性风湿性关节炎继发而来,经过一段时间的发展,多数出现类风湿的改变。根据国内学者临床观察证明了这一点,有的病人先发生急性风湿性关节炎或感染过敏性关节炎,经治愈 2～3 年后,再次发生急性关节炎,逐渐出现双手或髋关节的典型类风湿性改变。而有的类风湿病人在类风湿发展的过程中出现了牛皮癣、硬皮病或系统性红斑狼疮病等。因此,认为风湿或感染过敏性关节炎能转变成类风湿性关节炎,这个转变过程,取决于机体免疫的程度和对免疫自身调节的结果。因此,结缔组织病都可以互相转变或混合发生,也可以相互制约使其向某一病理方面发展。

25. 类风湿性关节炎与血沉有什么关系？

血沉即红细胞沉降率(ESR)，它可作为判断类风湿炎症活动度的可靠指标。其升降与类风湿的活动度相一致，也可作为判定疗效及诊断的指标。血沉增快可不受抗风湿药物治疗的影响，可与风湿热关节炎(治疗后迅速下降)相区别，故拟诊风湿热经糖皮质激素或阿司匹林治疗 2 周，临床症状好转后血沉仍快者，应考虑类风湿的可能。关节肿痛明显好转，炎症现象已消退，血沉仍持续增快或不下降时，表明类风湿性关节炎随时都有可能复发或恶化，但也有少数血沉始终正常而再发或恶化的。

26. 类风湿因子阳性就一定是类风湿性关节炎吗？

正常人的类风湿因子(RF)是由外周血、骨髓、淋巴结和扁桃体的淋巴滤泡及浆细胞合成、产生与分泌的。类风湿性关节炎的 RF 的产生，除上述正常人 RF 产生的部位外，关节滑膜和关节内滑液是 RF 产生的主要部位，因其免疫球蛋白 G (IgG)分子的特异性强、亲合力高和变性 IgG 多的原故，RF 阳性的类风湿病人血中，单核细胞分泌的白细胞介素-10(IL-10)可介导 B 细胞在 14 天内自发地产生 IgM-RF。RF 的异常出现最快在类风湿发病 3～6 周后，用一般方法在 6 个月内很难测出，目前用较灵敏的方法可于发病后 3～8 周内测出。

在评价类风湿因子阳性有无临床意义时，应注意以下几点：

(1)类风湿因子阳性也可出现于其他结缔组织疾病，如风湿热、系统性红斑狼疮、结节病、皮肌炎、牛皮癣、慢性肝炎、肝硬化、结核、慢性支气管炎、亚急性细菌性心内膜炎、梅毒、膀胱肿瘤、白血病等。

（2）典型和肯定类风湿性关节炎的病人类风湿因子阳性率仅在 80% 左右，不典型和初患病例的阳性率较低。

（3）类风湿因子阳性亦多见于具有关节外病变的类风湿病人，如血管炎、皮下结节、心肺损害等。

（4）正常人群的类风湿因子阳性率，成年人在 5% 左右；儿童在 10%～20%；老年人每增长 10 岁，类风湿因子阳性率增高 1 倍；类风湿家族中的成员为 22%；类风湿病人的配偶为 30%～40%。而类风湿因子滴度越高，说明关节滑膜破坏越大，类风湿性关节炎越重。

因此，要判断是否类风湿性关节炎主要是根据病人所说的临床症状，如晨僵、关节肿胀、关节疼痛、活动障碍甚至关节变形等，再通过化验检查类风湿因子、X 线片等进行综合分析，才能作出判断。但也有类风湿因子阴性，而其他症状和 X 线片支持，也不能排除类风湿性关节炎。

27. 女性类风湿性关节炎为什么比男性发病率高？

根据国内流行病学调查证明，类风湿性关节炎可以发生在任何年龄，但女性易患本病，女性与男性罹患本病的比例为 3：1，女性高发年龄为 45～54 岁。据国外学者研究认为女性类风湿性关节炎发病率高的原因，是血清中出现免疫球蛋白 G（IgG）的量取决于 X 染色体的数量。由于女性的 X 染色体多于男性，因此女性比男性患类风湿性关节炎的几率高。

28. 类风湿性关节炎病人能否生育？

类风湿性关节炎与遗传因素的关系极为密切。据国内外很多学者研究证明，类风湿病常在同一家庭中有数名成员患有此病。至少 55%～88%类风湿性关节炎的发病与遗传基因有关。因此,国内外学者在对类风湿病人做了大量的研究之后,他们认为类风湿病人的感受性与常染色体的隐性基因有关。国外学者对类风湿病人的家谱调查表明,家族中类风湿性关节炎的发病率为 37%,比健康人群家族中高 2～10 倍。近亲中母亲比父亲患类风湿的为多,近亲中类风湿因子阳性率也比健康人群高 2～3 倍。建议类风湿关节炎病人对生育应持慎重态度,特别在疾病活动期。

29. 类风湿性关节炎能否彻底根治?

祖国医学早在公元前五世纪《黄帝内经》中即有风、寒、湿三气杂合而为痹的论述。随着基础医学的发展,对类风湿的研究不断深入,尤其在过去的 10 多年里,以影响关节、骨、肌肉及有关软组织与内脏组织相关研究,与基础生物、分子水平的高深研究,现已对类风湿的临床表现,有较为详细的了解。对类风湿的药物治疗,如糖皮质激素、免疫抑制剂、辅助药物、中医中药、各种综合治疗等,取得了很大的进展,对病人预后有了较大的改观。但是,由于类风湿的病因和发病机制还不清楚,有时对病人不能及时确诊,甚至确诊还很困难,给对症治疗带来了一些盲目性。因此,医师应尽可能向病人解释,解除他们思想上的疑虑,减轻思想负担,与家庭成员一起,从精神上配合治疗。药物治疗具有持久性,因服用抗风湿类药物最短时间半年以上,最长时间 2～3 年,有些人不能坚持,三天打鱼,两天晒网,对系统治疗极为不利。在功能康复上,也须持之以恒,有时越动就越痛,越痛就越不敢动,这是影响今后功能恢复的重要原因,也是预防致残的严重障碍。

在急性类风湿性关节炎的早期,关节反复肿胀,关节无明显破坏,未出现单关节炎或非对称性关节炎时,如能早期和长期坚持治疗,预后均良好。约有 50%的小儿类风湿性关节炎到青春期或性成熟期(17～20 岁左右),可自然控制而痊愈。70%～80%的小儿因类风湿致关节固定强直甚至瘫痪者,还可行外科手术矫形治疗。一般来说,患类风湿性关节炎不到 1 年者,经及时合理地治疗,有 70%～80%的病人可获数年缓解,10%～20%的病人获得完全控制或痊愈(完全停药 5 年以上无症状)。

30. 高热型类风湿性关节炎有哪些临床特点?

长期高热为主要表现,是指开始从变应性亚败血症的形式起病,演变为类风湿性关节炎。本病的临床特点是长期发热,皮疹,关节炎,肝、脾和淋巴结肿大,血沉增快,白细胞增多,嗜酸粒细胞数增高或不消失,血培养无细菌生长,抗生素治疗无效,而糖皮质激素治疗有效。病人有以下特点:

(1)发热:病人常有长期高热或超高热:①热型。常见为不规则持续性间歇热,也有弛张热、稽留热、双峰热、周期热和复发热等。发热持续 2～8 小时不等。②热度。多在 38℃～40℃,有的高达 42℃,发作时先有畏寒或寒战,热度升高急骤而显著。③热程。发热持续时间不等,发热转为类风湿性关节炎出现关节肿胀之后,体温转为低热或正常。④发热诱因。常因咽炎、扁桃体炎、外伤、流产、分娩、肺炎、寒冷、精神创伤或注射某种疫苗而诱发。⑤发热特点。早期或热程短者,一日发热过后如同正常人,体温常骤降,有时大汗淋漓等。

(2)皮疹:①疹型。皮疹呈淡红色,单个存在,也有融成片状,皮肤划痕可呈阳性,皮疹不痛,有的痒、脱屑。②发疹部位。以四肢和躯干多见,也可面部、颈部、掌跖等部位。③发疹时间。多半在发热高峰期出现,热退疹退。④发疹特点。多见于小儿和女性,常随发热和其他炎症出现而消退,用脱敏药和糖皮质激素治疗无效,皮疹处注入透明质酸酶 500 单位/0.5 毫升后,皮疹缩小。

(3)关节炎:早期关节酸困或疼痛,关节痛在发热期加重,热退后减轻。典型类风湿的关节肿胀,发热多在数周、数月或数年后出现。

(4)其他表现:常见并发有咽炎、贫血、肝炎、肌肉痛和肌炎,其肌肉痛和肌炎易被诊断为皮肌炎或多发性肌炎。

31. 低热型类风湿性关节炎有哪些临床特点?

长期低热的类风湿其症状极不典型,往往被误诊为结核或潜伏性风湿病,但经过密切观察,还是能够确诊。病人低热有以下特点:

(1)低热:病人长期处在 37.3℃～38℃之间,很少超过38℃,少数病人偶有高热,低热可持续数月至数年。

(2)全身症状:类风湿前期症状有疲乏无力、易累、倦息、懒动、多汗,全身肌肉和多关节游走性疼痛,不定位的肢体麻木、肢端发凉、肢体蚁走感、酸困不适、疼痛等。当气候变化、阴天下雨、寒冷潮湿或感冒时,这些症状加重。

(3)晨僵现象:由低热和全身症状出现数周或数月,继而出现双手或全身晨僵,以早晨或午睡后显著。

(4)关节肿胀和疼痛:经长期低热之后,类风湿性关节炎的症状,如 1～2 个手指关节、腕、踝、膝、足跖等关节肿胀持续不消,僵硬加重,低热可能消失或退居次位,关节炎进展迅速,关节破坏致残。

32. 儿童类风湿性关节炎有哪些临床特点？

儿童类风湿性关节炎，也称儿童型类风湿。本病临床上以长期高热为主要表现的类风湿，首先是以变应性亚败血症的形式开始发病，逐渐发展成类风湿性关节炎。其特点是来势凶险，发热持续时间长。国内学者张氏在1987年经详细观察与总结，认为小儿多半先从跖跗关节（足背）或颈、肩、踝、膝、髋关节开始发病，然后出现一系列临床症状。

33. 临床少见的类风湿性关节炎有哪些？

（1）单关节炎：类风湿性关节炎的特殊类型比较少见，偶尔碰上病人诉说踝、膝或腕关节反复肿痛，缓慢地交替进行，而其他关节无痛、肿，病程可持续1至数年，最终以骨性关节炎结局，留有关节轻度畸形和功能障碍。如能早期正确诊断和系统治疗，多能治愈，预后良好。此型多见儿童和青壮年。

（2）少关节炎：此型类风湿性关节炎1～2年多固定在2～4个关节上。儿童多从髋、膝、踝、颈椎起病多见，青少年从跖跗、踝、膝先起病，后出现髋关节炎伴有粘膜病变，经有效治疗后，可完全控制或治愈，也可能留有关节粗大、微痛、僵硬和强直，部分病人经数月或数年之后复发，转为慢性类风湿性关节炎或发展为强直性脊椎炎等。

（3）萎缩性关节炎：临床上以关节挛缩、僵硬为主要表现的类风湿病人，关节无肿胀或肿胀不明显，疼痛不显著或无痛，但关节破坏或增生发展较快，在数月至1～2年内可使关节毁损变形，发展至残。

（4）反复发作性风湿病：本病以寒冷、潮湿、疲劳过度、失眠、饮酒等诱因发作。以手指、跖跗、腕、踝、膝、肩等关节侵犯发病。在关节表面或关节周围有硬结性红斑、或多形红斑,剧痛。关节活动受限,周期性发作,可自行消退,间歇数周至数月频繁发作。大多数病变自行终止而自愈,预后良好,但也有少数病人经数年或数十年之后,演变为类风湿性关节炎。

34. 何谓恶性类风湿性关节炎?

恶性类风湿性关节炎是指除具有关节症状外,还有严重的关节外症状的一种特殊的类风湿性关节炎,以女性较多,中年、壮年居多。

这类病人临床症状重,病程长,可出现严重的内脏损害,类风湿性血管炎的表现比较突出,指尖或指甲周围可有出血点、雷诺现象,甚至指尖坏死、脱落。可出现心包炎、心内膜炎、心肌炎、冠状动脉炎或急性动脉瓣关闭不全。累及胃肠道时可出现肠系膜动脉栓塞,侵犯肝脾可出现费尔蒂综合征。侵犯神经系统则表现为多发性单神经炎、癫痫。还可引起坏死性肾小球肾炎、急性肾功能衰竭。眼部受损害则可出现虹膜炎、巩膜炎。本型的类风湿结节发生率高,类风湿因子滴度高,免疫循环复合物水平增高,血清补体降低,冷球蛋白阳性等。

恶性类风湿性关节炎病情重,预后差,可威胁病人生命,须给予积极地治疗。

二、诊断与鉴别诊断

35. 怎样询问类风湿性关节炎病人的病史？

类风湿性关节炎的发病往往是通过某种诱因或是某种症状表现，逐渐发展，致使关节和全身出现一系列症状，最后被医院诊断为类风湿性关节炎。为了诊断和防治，医师要提醒患者对自己疾病的起因及发病经过进行回忆，并询问了解以下几个方面的内容：

（1）起病诱因：如是否患过感冒、扁桃体炎、咽炎、鼻炎、胆囊炎、腹泻、痢疾、猩红热、腮腺炎、肝炎、结核、皮肤病、寄生虫病、风湿性心脏瓣膜病等疾病，以及是否有过长期低热，受潮、湿、凉、冻，下水，分娩，手术，精神创伤等。

（2）起病形式：出现上述起病诱因多长时间开始出现关节肿胀、疼痛。首起是单关节还是多关节，还是同时起病。是急性开始还是缓慢起病。有无早晨起床时，手指关节发硬（僵）。有无伴发症状，如发热、皮疹、结节、腹痛、心悸、乏力、多汗、鼻出血、消瘦等。关节症状与其他并发症状出现的次序。

（3）病程经过：第一个关节出现疼痛症状至今有多长时间，间隔多久，关节疼痛游走至何关节（顺序），原关节症状有无消失，消失有多久。关节疼痛的程度（轻、重、剧），自发痛还是活动时痛，白天痛重还是夜间痛重，活动后关节痛减轻还是加重，气候变化（阴天或下雨之前，阴转晴天时）和感冒时关节痛是否加重，关节发病与季节有无关系。

相继受累关节有哪些？是否对称？持续时间？有无规律性。目前关节肿胀或疼痛的总数目,关节有无变形,功能障碍、残废等情况。

（4）检查经过：已做过哪些检查,结果和数据怎样。

（5）治疗经过：用过何种药物,什么方法治疗,效果怎么样。

36. 类风湿性关节炎的发病诱因有哪些?

（1）天气的温度、湿度变化：据长期临床观察证明,类风湿病人的关节疼痛、肿胀发作或加重,与气温、气压和湿度密切相关。潮湿、寒冷、受冻和日温差大等,均为类风湿性关节炎的诱因。因此,类风湿性关节炎病人最适宜的生活环境是：

①气压与湿度。类风湿病人的最适宜湿度为 35%,因气压降低,潮湿时湿度增高的刺激,致使关节神经的敏感性增强；遇寒冷血流缓慢,血中肾上腺素含量升高,血内纤维蛋白原增多,由于温度骤降,血内冷球蛋白凝聚及滑液内透明质酸升高,使滑液粘度增高,而加大了关节活动时的阻力,引起关节肿胀和疼痛加重。

②最适宜的日温差。为 12℃以下,日温差最小的冬天和夏天,关节炎病人的晨僵与关节痛减轻,关节炎缓解比较稳定,不易发作或恶化。如日温差大或日温差骤变以及气候突变,关节疼痛与肿胀加重。

③最适宜的室温。类风湿病人居室的室温维持在 25℃～28℃,人体关节内温度保持在 31℃～34℃。关节内温度过高,引起胶原裂解变性,炎症肿胀、疼痛加重；关节内温度过低,血管收缩,微循环障碍,关节疼痛与肿胀加重。

（2）太阳黑子活动：近年来有专家推测,太阳黑子活动频繁,破坏了大气中电平衡,可能使滑膜细胞内电荷平衡紊乱,而诱发滑膜炎。

(3)季节的转换:类风湿性关节炎的病人多半在每年春季和秋季的春分和秋分前后,即每年的阳历 3～4 月和 8～9 月发病,此时的日温差是＞15℃的时候。

(4)感染:类风湿病人或小儿因感染,如咽炎、扁桃体炎、鼻窦炎、流感、腮腺炎、中耳炎、龋齿、牙槽脓肿、胆囊炎、结核、肝炎、痢疾等,可诱发类风湿性关节炎或使其症状恶化。

(5)外伤:关节扭伤、跌打损伤、骨折等,常是类风湿发病的诱因。

(6)年龄和性别:青年女性发病最多,未生育的妇女发病率最高。小儿则以男孩发病率高。妇女产后及绝经期发病率高。男女在更年期时病情多加重。60 岁以上初发的病人症状较轻。

(7)血型:类风湿性关节炎病人,血型以 AB、A 型的人较多。

(8)体质因素:类风湿性关节炎与体质因素关系密切,如情绪高涨,智商高,活跃,精神创伤,精神长期处于紧张或抑郁状态,过度疲劳,血管舒缩功能不全,手脚经常冰冷或怕冷,多汗,身材瘦小,肌肉软弱等,类风湿发病率高。心理因素,如儿童中父母离婚、受虐待、家庭不合或丧父亡母的家庭、意外打击等,其发病率也高。

(9)其他因素:贫困、营养不良、早产儿、孪生子、居住拥挤、卫生条件恶劣以及糖尿病,长期接触铅、汞、砷、镉、铍、粉尘、吸烟等人员发病率较高。

37. 类风湿性关节炎发病时有哪些主要临床表现？

类风湿性关节炎的病人绝大多数是以关节肿胀开始发病。关节多呈纺锤形或梭形肿胀，关节疼痛的轻重通常与其肿胀的程度相一致，肿胀愈明显，疼痛愈重，甚至出现剧烈疼痛。由于剧痛，病人主动活动关节时，只能勉强地屈伸，如被动检查时，病人惧怕触摸和检查。检查时注意有无自发痛和活动痛。自发痛即关节不动时或在安静自然状态下也痛，甚至有时从睡眠中痛醒，这表明病变发展较急、较快且较严重；活动痛即当关节运动时才感觉疼痛，这表示类风湿性关节炎症状比较轻或趋于缓解。关节疼痛可分为自诉疼痛、轻度压痛和重度压痛。疼痛的特点是活动后减轻，休息后刚开始活动时又加重，久坐后站立起步和行走困难，手指和肘部弯曲过久后刚伸直时疼痛加重等。病人常诉说："坐下起不来，起来坐不下。"

晨僵与关节僵硬现象。这是类风湿性关节炎病人所必备症状之一，也是本病诊断的依据之一。其特点是早晨醒来或中午睡后醒来，关节出现僵硬、活动不自如，严重时可有全身僵硬感，起床后经活动或温暖后，感觉缓解或消失。有的病人在早晨全身僵硬感现象可在关节症状出现之前数月发生，故类风湿性关节炎又有"晨僵病"之称。晨僵持续时间的长短与病变严重程度相平行，晨僵常伴有肢端或指（趾）发凉和麻木现象。

游走性疼痛。在早期关节无肿胀的游走性疼痛比较明显，游走间隔时间比较短，多在1～3天，很少超过1周，一旦出现关节肿胀后，则持续时间较长，首次发病后的第一个关节肿胀多半持续3个月至1年以上，这一点是区别其他关节炎的重要特征。当1个关节肿胀发病后，经过1～3个月以后才转移到另一对称(多数)或非对称关节,即首发关节肿胀的游走间隔期在 1 个月以上,这也是区别风湿性关节炎和其他关节炎的另一重要特点。关节炎的转移经常是对称性的,除早期游走性疼痛之外,关节肿胀很少是非对称性的。

关节的功能受限。一般说来,关节活动受限的程度与炎症程度相一致。

关节的摩擦音。类风湿的关节炎症期,做关节运动时检查者的手常可感觉到细小的捻发感或握雪感,以肘、膝关节较典型。

骨发育障碍。小儿类风湿多有骨发育障碍,表现为骨骺早闭、短指(趾)畸形、小手和小足,肢体长短不一,身长发育落后、矮个子,但智力发育多正常。

38. 类风湿性关节炎发病有什么特点?

(1)关节晨僵与僵硬现象:根据关节晨僵的程度可分为 3 度:即轻度:1～3 个指关节,活动数分钟,数十分钟至 1 小时,关节僵硬缓解或消失;中度:多为 4 个小关节以上或 1～2 个大关节,活动 2～6 个小时,关节僵硬缓解或消失;重度:有 7 个关节以上或全身多关节同时受累,活动 6～12 小时以上,才减轻或缓解。

(2)多关节损害:类风湿性关节炎可以损伤全身任何一个关节,侵蚀关节软骨、骨、滑膜、滑囊、韧带、肌腱、肌膜等组织,甚至损伤任何一个活动或微动关节的软骨、骨骺等。但常见的发病关节是指、趾、跖、腕、踝、肘、膝、髋、颞颌、颈和肩等。

(3)关节疼痛和肿胀:绝大多数类风湿病人以关节肿胀开始发病,关节疼痛的轻重常与其肿胀的程度相一致。关节触之发热,触痛或明显压痛,关节腔积液时可有波动感,尤以膝关节明显,浮髌试验阳性等。

(4)对称性受累与关节炎转移:关节炎的游走性疼痛常呈对称性,早期游走性疼痛之外,关节肿胀很少是非对称性,对称多见于掌指、腕、踝、跖、趾、肘、膝等关节受累,也是类风湿的特点。

(5)类风湿性关节炎有相互制约现象:关节受损互相制约的特点常是下肢关节重,上肢关节轻;左侧关节重,右侧关节轻;上肢重,下肢轻;此重,彼轻;眼重,关节轻;关节重,内脏轻;内脏重,关节轻;四肢重,脊柱轻;腕重,髋轻等。

(6)其他:同一个关节上的炎症,致使软骨和骨的破坏,并交替进行。四肢一个关节肿胀,加上胸骨、颈椎、肩锁或胸锁、胸肋或颞颌等任一个关节受累。病程可从几个月至数十年之久。

39. 类风湿性关节炎发病如何分型?

类风湿性关节炎的发病形式表现多种多样,但大致可分以下几种类型:

(1)急性型:占发病的 $8\%\sim15\%$,实际上病人很难说出准确的发病时间。病人的关节症状和全身症状比较严重,常伴关节肿胀,关节附近肌肉弥漫性萎缩、疼痛。急性发作期常持续 $1\sim2$ 个月,病人多卧床,不敢下床活动,但一般不发热,低热也少见。

(2)隐袭型:约占发病者的 75%,以中青年妇女为多见。此期常有关节间歇性、游走性疼痛,肿胀,逐渐发展到持续性滑膜炎,关节呈弥散性疼痛和僵硬,早起时手指不能握拳(晨僵),病人常说成肌肉僵硬。开始时发现手指关节间歇性疼痛,持续时间不长,常有 $1\sim2$ 周,伴轻度乏力,$2\sim3$ 个月内可发生几个近端指间关节肿胀,多呈对称性。

(3)间歇发作型:占发病的 10%～15%,症状特点为数日或数周自行缓解,但数日或数周后又复发。此型病人关节症状很少呈对称性。

(4)非典型发作型:部分病人在进展为典型类风湿性关节炎以前,常有 1～2 个局部炎症性关节炎,发生于第一跖趾关节者很像痛风,也有报告局限于趾关节或踝关节等。受累关节无规律可循,一般认为较常见的是在特征性手(足)末梢小关节受累或发生单膝或双膝关节肿胀等。

(5)成人斯蒂尔(Still)病型:此型中国人似比西方人多,病人常出现不明原因的高热、皮疹、脾肿大、血沉加快、白细胞数升高。体温升高可达 40℃,多为弛张热,退热时常有大汗,皮疹常伴随发热出现,多见于躯干、四肢,皮疹大小不等,不痛不痒,皮疹随热消退后,食欲、精神恢复正常。本型病人关节症状开始不明显,多在热退数周或数月后才出现,因此早期诊断比较困难。

(6)非对称型:此型原有后天神经损伤,如小儿麻痹症、神经梅毒、脑血管意外、脑膜炎等致肢体瘫痪病人。这类病人患类风湿性关节炎时,麻痹肢体关节不受累,即使受累也较轻,如先患类风湿性关节炎再发生肢体麻痹,则两侧关节病变差异不明显。

40. 类风湿性关节炎发病还可能出现哪些临床表现?

(1)有的病人以高热、皮疹与关节痛的形式开始发病,经数周或数月后才出现关节肿胀,并逐渐演变发展为典型类风湿性关节炎。

(2)有的病人则以长期低热,伴关节痛的形式起病,经数月或1～2年后才出现典型的类风湿性关节炎。

（3）女性多从手和腕的小关节开始起病，而男性则多以单关节形式先从下肢踝、膝、髋等大关节开始发病，最终演变为类风湿性关节炎。

（4）有时由一个关节开始起病，尤以手中指指间关节首先发病者最为多见；其次也可由中指掌指关节、示指与环指等2～3个指间关节或掌指关节首先起病；有的从踝关节或腕关节开始起病。

（5）由风湿热形式自膝关节或踝关节开始起病，经过几年演变之后，逐渐转移到手指或足趾等关节，最后累及全身关节，发展成典型的类风湿性关节炎。

（6）少数病例先于骨组织内发生肉芽肿，而后波及到关节时才考虑类风湿病。

（7）小儿多半先从跖趾关节（足背）、踝、膝、髋、肩、颈等关节起病。少数病人以所谓反复发作性风湿病的形式或以单关节或少关节发病。

41. 类风湿性关节炎急性期有哪些临床表现？

在长期临床实践中，张氏将类风湿性关节炎的临床发病经过分为急性期、亚急性期、慢性期、缓解期、稳定期五期，进行不同的综合治疗，取得了较为满意的效果。

急性期主要有以下临床表现：

（1）急性起病，关节明显肿胀，剧烈疼痛，局部温度增高或发红（少数），压痛或有积液征象，伴有关节周围组织轻度水肿，关节活动受限或完全不能活动。

（2）晨僵不超过1个小时。

（3）病程在2个月至1年，或已确诊的类风湿新发病的关节肿痛在 1～6 周。此期可称类风湿早期。

(4)X 线片检查示关节肿胀,关节间隙增宽及关节周围软组织肿胀,轻度骨质疏松。

(5)病理性改变示急性滑膜炎期。

(6)血沉增快。

(7)血清粘蛋白和 α_2 球蛋白明显升高,致炎细胞因子白细胞介素-1R(IL-1R)、白细胞介素-2R(IL-2R)、白细胞介素-6(IL-6)、白细胞介素-8(IL-8)、白细胞介素-12(IL-12)和 α 肿瘤坏死因子(TNFα)等阳性或升高。

(8)类风湿因子(RF)阴性。用敏感方法检查,滴度升高呈阳性。

(9)经有效治疗后关节炎症可迅速消退,仅留下关节微痛或酸困不适,可完全控制 1～3 年以上或治愈。此期是争取完全控制或治愈的关键时期,必须及早诊断和及时治疗。若治疗不当或不彻底,大多数病人在 3～12 个月之内,又可急性发作、加重或恶化,逐渐转入亚急性期。

42.类风湿性关节炎亚急性期有哪些临床表现?

(1)多关节肿胀疼痛,缓解与恶化呈波浪式反复发作或交替出现,病程间有新关节的急性关节炎发作症状。

(2)晨僵持续 1～6 小时。

(3)病程在 1～3 年,此期也可称为类风湿中期。

(4)X 线关节检查示局灶性骨质破坏,明显的骨质疏松或束状变,骨膜反应,关节间隙轻度狭窄。

(5)病理改变示急性滑膜炎进展,出现血管炎和肉芽组织,血管翳(肉芽肿)形成。

(6)血沉持续增快,或有暂时下降。

（7）血清粘蛋白、α_2 和 γ 球蛋白升高，免疫球蛋白升高，细胞免疫指标轻度降低或正常，致炎细胞因子阳性。经有效治疗后，这些指标可降低或恢复正常。

（8）类风湿因子阳性。若血清中测出类风湿因子，即可认为类风湿病已转入亚急性期，经有效治疗后类风湿因子滴度也可减低或转为阴性。

（9）离不开抗风湿止痛药，当小量或间隔时间较长（6小时以上）时，不能有效止痛和缓解僵硬症状。一旦停药，关节与全身症状迅速加重或恶化，血沉回升，类风湿因子和致炎细胞因子转为阳性和滴度升高。若经有效而合理地治疗后，也可控制 3 个月甚至 3 年以上。

43. 类风湿性关节炎慢性期有哪些临床表现？

（1）多由亚急性期演变而来，少数关节炎症状缓解，而多个关节肿痛相继发作，几乎没有缓解期或完全无痛日，但关节肿痛的程度可比较轻，不知不觉地逐渐发生关节脱位、变形和强直，形成典型类风湿手和类风湿足。病人均有贫血、消瘦、全身营养状况不良，关节周围肌肉萎缩。严重者伴有内脏损害，肝、脾、淋巴结肿大等。

（2）晨僵在 6 小时以上或全天。

（3）病程在 3 年以上，有的可持续 10～50 年之久。此期亦可称类风湿晚期。

（4）X 线检查示关节骨质疏松广泛，骨质破坏明显，而且是多个关节慢性滑膜炎症，关节面侵蚀、融合，关节间隙明显狭窄或消失，关节脱位、变形、增生、强直。

（5）病理改变示肉芽肿（血管翳）侵入软骨及骨组织，软骨和骨组织严重破坏，关节呈纤维性和骨性强直。

（6）血沉增快或接近正常。

（7）血清 α_1、α_2 和 γ 球蛋白、免疫球蛋白及致炎细胞因子持续升高,细胞免疫功能低下等。

（8）类风湿因子持续阳性。

（9）此期治疗较困难,离不开药物,一般抗风湿药的效果多不稳定,若经过合理的综合治疗,骨破坏可以修复,关节功能改善不明显。此期应进行综合治疗,可酌情合理地选用中医中药、西药复合药物治疗、物理疗法、外科治疗,以延缓和控制病变的发展。

44. 类风湿性关节炎缓解期与稳定期各有何临床表现？

（1）缓解期

①类风湿关节炎的急性、亚急性和慢性期的病人经过有效而合理地综合治疗,多数进入缓解期。

②晨僵小于 30 分钟。

③关节肿胀消退,疼痛明显减轻,但有轻微压痛,肌肉萎缩与关节活动功能好转。

④X 线检查示关节病变有所改善。

⑤病理改变进展缓慢或静止。

⑥血沉等实验室检查的指标有降低或明显好转。

⑦仍需要用小量或偶用抗风湿等止痛药和其他治疗方法。

（2）稳定期

①急性和亚急性期的病人经过合理有效地治疗,病情可稳定 3 个月甚至 3 年以上,部分病人也可痊愈。

②晨僵偶有或无。

③关节肿痛可完全消失,关节功能受限及肌肉萎缩显著

好转,关节变形可恢复,强直永久存在,但可行矫形手术。

④X 线检查关节病变同慢性期,但骨质破坏基本静止,而出现修复与增生,或完全恢复正常。

⑤病理改变呈静止或正常。

⑥血沉等实验室检查的指标基本恢复正常。

⑦不需用或偶尔用抗风湿止痛类药物。

45. 类风湿性关节炎临床有哪些分型方法？各分为几型？

(1)Actanehko 分型

①关节型。又分为多关节炎,少关节炎和单关节炎。

②关节内脏型。

③混合型。

④幼年关节炎型。

(2)国内方氏分型

①周围型。

②中枢型。

③混合型。

④骨炎型。

⑤儿童型。

方氏分型是我国最早的类风湿分型,至今国内大部分教科书中还沿用,但目前国内外多数学者及 1963 年美国风湿病协会已将强直性脊椎炎列为独立疾病,不再称为中枢型类风湿性关节炎或类风湿性脊椎炎,故仍存有异议。

(3)国内张氏分型

①典型类风湿性关节炎(典型类风湿或多关节炎型)。

②不典型类风湿性关节炎(不典型类风湿)。又分为发热型、单关节炎、少关节炎、反复发作性风湿病、干性关节炎、

内脏型。

③儿童类风湿性关节炎(儿童型)。

④混合型类风湿性关节炎(混合型)。

此临床分型,是根据张氏长期临床大量病例的总结和参考国内外文献后拟订的。经多年临床验证,证明这个分型符合我国风湿病学的临床实际,有利于类风湿病的诊断、治疗和预后判定。

(4)国内根据病变部位分型

①单纯周围型。以四肢关节肿胀、疼痛为主,伴有关节畸形、强直及关节外表现。本型多为早期病人,体质尚好,如有发热,关节软组织肿胀疼痛,但骨质破坏不明显,关节功能障碍系软组织肿胀或肌肉痉挛所引起。

②复合周围型。四肢关节肿胀畸形或僵硬固定。本型病程较长,系病情严重或延误治疗,而又忽视关节功能锻炼,由单纯周围型转化为本型。

③中枢型。肩周炎、颈椎病、脊柱为中心的骶髂关节或髋关节肿痛及活动障碍,确定为类风湿性关节炎者。此型病人应严格控制糖皮质激素类药物的长期或大剂量应用,以防止股骨头缺血性坏死的发生。

④混合型。兼有中枢型和周围型两型临床表现。此型病程长,病情较重,伴有某些关节外表现,类风湿活动长期未能控制,治疗时应足够重视,采取综合的积极治疗措施,并根据病情合理应用糖皮质激素,指导病人进行全面的体质和关节功能锻炼。

⑤关节外型。虽有上面四型的某些临床表现,但以关节外症状为主要表现者。本型全身症状严重,类风湿因子滴度较高,早期极易误诊,医师应对病人做详细检查,力争及早确诊,

采取有效的治疗方案,方可获效。

⑥儿童型。本型为16岁以下的类风湿病儿。临床表现症状较多,乏力、病情轻重不一,常影响身心发育,到成年时期,四肢骨骼常呈幼年型表现,食欲不振,营养状况不良,血沉快,类风湿因子阳性率低,关节症状或多或少,甚至无关节肿痛,早期确诊比较困难,在诊断治疗上应积极慎重。

⑦结节型。关节多处出现皮下结节,疼痛明显。

⑧滑囊炎型。全身多处大小关节积液,形成多处滑囊炎。

46. 我国类风湿性关节炎的诊断标准有哪些?

(1)临床诊断标准

①晨僵或(和)关节疼痛。持续时间一个关节≥3个月,两个以上多关节≥6周。

②关节肿胀。持续时间一个关节≥3个月,两个以上多关节至少≥6周。

③四肢。至少有一个关节肿胀加上颈椎、胸锁或肩锁、胸肋、胸骨、颞颌任一个关节过去或目前有肿胀和(或)疼痛。

④血沉。持续增快≥3个月;或经抗风湿治疗≥2周仍增快者。

⑤类风湿因子。阳性。

⑥滑液。类风湿因子阳性或有疏松易碎的蛋白凝块。

⑦X线。至少有明显骨质疏松,或局限性骨质侵蚀破坏。

⑧病理。至少有滑膜表层细胞增生和绒毛增生、肥大,或淋巴样小结形成;或者皮下结节中心有纤维蛋白样坏死灶及其周围有呈栅栏状排列的细胞浸润。

具备上述标准8条中之5条者,可初步诊断为类风湿性关节炎。

具备 8 条中之 5 条并能排除痢疾、结核和泌尿系统、呼吸系统、肠道感染等引起的感染过敏性关节炎,风湿性关节炎,结核及胶原病关节炎者;或具备 6～8 条;或有典型类风湿手或类风湿足者,即可确诊为类风湿性关节炎。

(2)流行病学(人群调查)诊断标准

①具备上述临床诊断标准 8 条中之 5 条者。

②典型类风湿手。

③典型类风湿足。

以上诊断标准经过长期临床观察,适合我国的实际情况,而且可作为小儿和成人共同的一个诊断标准。

47. 类风湿性关节炎要注意检查哪些体征?

类风湿性关节炎除详细了解病史外,重要的是对病人进行体检和局部关节检查,及时发现与本病相关的阳性体征,有助于对疾病作出正确的诊断。

(1)红斑:患病的关节处皮肤表面出现红斑,提示继发于结晶沉积或脓毒性关节炎的严重类风湿性滑囊炎。类风湿性关节炎一般不出现红斑,如出现红斑,应除外血管炎及脓毒性关节炎等情况。

(2)皮下结节:皮下结节是类风湿性关节炎最常见的关节外表现。最常发生的部位在前臂伸面鹰嘴附近,也可在头枕部、腰背接触面、手指、脚跟关节面,常为圆形硬结,质硬、大小不一、表面光滑、可推动,一般无自觉疼痛。

(3)局部发热:类风湿性关节炎受累关节表面皮肤温度常升高,检查时比较容易发现。局部发热常见于进行性滑膜炎或滑膜增厚比较明显的关节。

(4)触痛:虽然类风湿性关节炎或关节周围结构可有触

痛,但触痛提示滑膜炎的意义不如滑膜增厚。另一方面,触痛的程度与病人对疼痛的耐受性和表达有关。

(5)关节肿胀和滑膜增厚:可触及增厚的滑膜是类风湿性关节炎的重要体征。由于类风湿发生软骨破坏,导致捻发音和病情进展,便可发生滑膜增厚,类风湿性关节炎滑膜增厚之后,仔细触诊可有"面团样"或"泥泞样"感觉。

(6)捻发音:当病变关节主动或被动活动时常能触到或听到摩擦音,为关节面不平滑或骨折端摩擦所致,提示类风湿性滑膜炎已发展到关节软骨受损。

(7)活动受限:包括主动活动和被动活动两部分。类风湿性关节炎病人这两点均受限,前者说明病人使用该关节的能力,后者则说明该关节在最佳条件下的最大功能。被动活动度降低常见原因有:①关节面破坏。②纤维化或肌腱、韧带等支持结构的纤维粘连。③关节半脱位、骨赘和关节破坏等。

(8)畸形:畸形是类风湿的重要体征之一,主要表现在手,约 90%病人有手的累及,发生"钮孔花"和"鹅颈指"、尺侧偏离、双足拇趾外翻等特殊畸形。

48. 类风湿病人出现肉芽肿和皮下结节有什么临床意义?

肉芽肿可发生于身体任何部位,其组织学改变是类风湿滑膜及其他组织和脏器中肉芽肿的典型病理发展过程。结节呈肉芽肿改变,肉眼外观呈灰白色,中心坏死是其特征,坏死灶中心为与胶原紧紧结合的纤维蛋白与纤维蛋白样坏死,呈黄色,并含有免疫球蛋白 G(IgG)、类风湿因子免疫复合物与细胞碎片,其周围的胶原肿胀成块状。

类风湿结节的坏死过程是特异性的,坏死灶中心含有类风湿因子免疫复合物,可区别于风湿性肉芽肿和风湿病的皮下结节。但以长期高热为主要表现的类风湿皮下结节的组织学改变与风湿病相似,或具有风湿病和类风湿皮下结节的混合表现。

皮下结节是类风湿性关节炎最常见的关节外表现。最常发生的部位为前臂伸面、头枕部、腰背接触面、手指、脚跟部关节伸面。常为圆形硬结,质如橡皮或更硬,大小不等,多为可推动,但也可与骨膜粘连紧密,一般无疼痛,结节可破碎或合并感染等。

类风湿性肉芽肿与皮下结节是诊断类风湿的可靠依据,95%有皮下结节的类风湿性关节炎病人的类风湿因子阳性,且滴度较高,出现皮下结节常表示病情活动,有鉴别诊断意义。

49. 类风湿性关节炎发作时全身有哪些表现?

类风湿性关节炎是以关节炎为主要表现的全身性疾病,由于病情和病程的不同,病人的个体差异,病变所累及的关节部位、关节多少、病情所波及全身主要脏器不同,而引起全身反应不同。主要有以下表现:

(1)疲乏无力:全身疲乏无力是一个十分重要的自觉症状,可发生在病变开始或关节滑膜炎症以前数月。疲乏无力是一种非特异性症状,可由多种原因引起,如体质因素、精神因素或过度劳累等均可引起。有些病人甚至说不出原因,一天从早到晚都想休息,这些症状可持续时间长,或是进行性加重,休息后多可缓解。一般情况下,休息至少能使疲劳得到一定程度的改善,对于类风湿性关节炎,其改善程度与病情的严重程度有关。

(2)疼痛:是人们对患有类风湿性关节炎多种不适感的一

种概念,它没有客观的标准。疼痛因人耐受的不同程度来判断。首先是疼痛的部位,注意病人的语言、行动、表情,是上肢、下肢、手或足,关节有无红肿、变形、压痛(捏痛),肌群等是否有疼痛表现。其次是疼痛的性质,对了解病情很有帮助,疼痛是麻木痛、针扎样、锥子钻、钝痛、刀割样等,考虑是滑膜炎、关节炎或神经根等病变。第三是疼痛有无周期性或规律性,休息后是否缓解或活动是否加重,遇热是否缓解、遇冷是否加重等。第四是疼痛的严重程度,如休息时不痛,活动时痛;休息时痛,活动时更痛,但能坚持,不一定要用止痛药;痛时需要止痛药;需用强止痛药或是两种以上止痛药等。

(3)晨僵:晨僵和肌肉痛不同,晨僵是指关节发紧、僵硬,活动不适或活动受限,而不是肌肉疼痛或不适,大多数正常人或老年人都有的晨僵仅限于腰背部或某些部位,这种生理性晨僵与类风湿性晨僵不同,前者一般只有数分钟即可恢复正常,而类风湿性滑膜炎尤其早期阶段的晨僵表现相当严重。

(4)午后僵硬感:很多类风湿性关节炎病人活动较少时,如久坐或久卧1～2小时以上,起来时便感关节僵硬,这种状态多发生在中午休息后,故称"午睡后僵硬感",午睡后僵硬感没有晨僵那么严重,持续时间与不活动时间直接相关。活动后关节僵硬可以缓解,这是类风湿性滑膜炎的特点。类风湿性关节炎病人服用非甾类抗炎药,如吲哚美辛(消炎痛)、阿司匹林等能暂时缓解或部分减轻,而服用麻醉性药物对类风湿性晨僵无效。

50. 类风湿性关节炎的局部检查要注意些什么?

类风湿性关节炎主要是四肢关节的炎症,但又不同于一般关节炎,局部检查应注意特殊性表现。其特殊性表现有:

(1)步态和姿势:各个关节所处何种功能位置。坐、立、走、蹲、卧,解纽扣、穿衣、脱衣,穿鞋、脱袜、进食动作,上下台阶的步态与身体姿势等。

(2)关节部位皮肤:如本色,红、紫、灰、暗、黄等色,光亮、平展或皱缩,温度(凉、热),湿度,厚度(增厚或变薄),弹性与硬度,有否揉面团感或条索感,有无皮疹、结节、溃疡、长毛,有无血管及循环差、水肿、指压痕等。

(3)肿胀:局部(部位)还是整个关节,或是关节周围软组织肿胀(滑膜增厚、有无波动),还是骨性肿胀(坚硬)。肿胀的程度(周径厘米数),有无渗出或积液(波动感或浮髌试验阳性)。有几个关节肿胀。

(4)压痛:哪些关节压痛,压痛部位(局限、广泛),压痛强度(闪缩或拒按)。

(5)关节囊及肌腱改变:关节囊有无增厚、皱缩,压痛关节的近端与远端有无肌肉萎缩,肌腱有无囊肿、压痛、结节。

(6)关节的功能(关节的活动范围、度数):是否保持在功能位置,关节的主动活动和被动活动的程度,是否已完全强直、固定。关节在活动时响声情况(摩擦音、吥轧音、弹响声等)。

(7)指(趾)端改变:有无增粗、肥大,指(趾)关节有无脱位、变形、强直、侧偏及典型"类风湿手"、"类风湿足"。肢体关节有无变形、脱位、强直、固定、变形、侧偏。指(趾)甲情况(变色、反甲、脱落、溃烂等)。

51. 类风湿性关节炎病人出现晨僵的原因是什么?

类风湿性关节炎病人在早晨、午睡醒后即感手指(足趾)活动艰难,难以握拳等动作称之晨僵。其晨僵的原因不明,但目前认为可能是由于肌炎和关节周围组织水肿引起的肌肉痉挛所致。用类风湿病人内分泌紊乱,肾上腺皮质分泌氢化可的松的高峰时间显著迟延和需要量不足,以及性(雌、雄)激素分泌减少来解释晨僵现象,学者们认为这是其主要原因。

国内学者研究发现,测类风湿病人双手握力和关节周径经余弦法测定的结果表明,47%~54%显示昼夜规律改变,其峰值时相握力为 16:37(下午 4 时 30 分左右握力最强)。关节一夜不活动,关节周围组织水肿,小关节(如指关节)的周径增大最明显,故关节僵硬和肿痛在清晨 6 时左右最重,此时握力也最差,这与肾上腺皮质激素的分泌规律与水平相关。

类风湿病人关节滑液内透明质酸显著高于血清,而且滑液粘度随温度降低而增高,关节内水分固定;胶原和蛋白多糖降解致关节软骨肿胀和水肿;关节滑膜囊增厚、水肿,导致关节润滑与缓冲力减弱,关节内滑液的纤维蛋白原促纤维蛋白凝块形成而致关节粘连,从而引起早晨关节僵硬或活动不灵等。

52. 患类风湿性关节炎出现疼痛的原因有哪些?

疼痛是类风湿性关节炎重要的临床症状之一,疼痛产生的机制还不十分清楚。根据国内外学者研究认为,早期可能是肌肉痉挛,局部缺血,细胞代谢和破坏产物所致。神经 P 物质、组胺、乙酰胆碱、缓激肽、前列腺素、腺嘌呤核苷酸、组织蛋白酶、透明质酸、5 羟色胺等积聚和血浆内游离色氨酸浓度降低,致其阻滞滑膜神经分泌的 P 物质刺激感觉过敏而失去控制因子,引起关节疼痛。晚期关节疼痛主要由肌纤维织炎、神经和内分泌受损,加之以上因素均可刺激神经丛或神经根引起疼痛。疼痛的强度,取决于病人疼痛刺激伴有自主神经和情绪反应即对疼痛的反应的耐受性。例如，人在抑郁状态时，轻微刺激即可出现剧烈疼痛，在兴奋或狂躁状态时，高强度刺激也不觉得很痛。慢性疼痛常表现为放射样剧痛、弥漫性钝痛和难以忍受的烧灼样疼痛。持续性疼痛会引起厌烦、不安、疲劳、睡眠障碍、食欲减退和尿频等症状，而这些症状与疼痛之间会发生恶性循环。

53. 类风湿性关节炎发病为什么呈对称性关节肿胀？

类风湿性关节炎的病人出现关节肿胀、疼痛呈对称性，是鉴别其他关节病变的惟一标准。前苏联学者认为，患类风湿时的关节呈对称性受累，是由于交感神经干交界处神经节同时发生变性性炎症改变所致。

根据镜像反映学说认为，人体各部位（包括滑膜）对称性分布有各种机械感受器，即数量相等的感觉神经和交感神经纤维、神经丛和无髓鞘神经纤维的游离末梢。当一侧关节滑膜炎症刺激时，滑膜自主性（交感）和感觉性神经纤维兴奋，释放出神经肽，将炎症信息传入脊髓，脊髓自主神经细胞中的交感神经元受到选择性刺激而兴奋，通过轴突反射到对侧同类神经元。此时，对侧关节滑膜的感觉神经、痛觉神经和痛觉神经纤维的兴奋阈降低，易被通常无害或有害性因子所刺激而促进传出神经末梢分泌 P 物质和肥大细胞释放组胺，致毛细血管扩张、渗出、红斑和水肿等，即对称关节滑膜神经元介导的炎症反应或关节的镜像性炎症反应，这是类风湿性关节炎呈对称性损害的发病机制。

54. 类风湿病人为何出现关节功能障碍与变形？

类风湿早期关节活动受限主要是滑膜和周围组织充血、

水肿和关节渗出及关节腔积液,关节内压力增高而引起的剧烈疼痛,以及肌肉痉挛,屈肌保持不随意收缩,伸肌呈松弛状态,故关节活动功能受限。

中、晚期关节功能障碍,主要是关节囊和肌腱出现炎症及组织破坏而致纤维组织增生,软骨与骨糜烂所致,继发性骨增生而致骨纤维性和骨性强直。关节软骨消失,骨皮质变薄,关节间隙变窄以致消失,加之关节周围肌肉和肌腱进一步挛缩,软骨下假性囊肿形成和关节压力的作用,致使关节不完全或完全脱位、固定、变形,关节出现功能障碍等。

类风湿病人的手变形是由于关节面破坏、增生,近侧指间关节增粗膨大,手指肌腱拉长或断裂,屈肌腱收缩,掌指韧带和远端指间关节屈曲,致使肌力不均衡和机械应力障碍,因而导致掌指关节半脱位或全脱位,进而发生手指屈曲向尺侧偏斜等畸形。拇趾关节变形也是因关节面破坏、增生,屈肌收缩,伸肌腱伸展而导致关节半脱位及拇外翻等。

55. 类风湿性关节炎关节周围及皮肤会产生哪些并发症?

(1)类风湿性皮下结节:类风湿皮下结节多见于病变高度活动、类风湿因子阳性、血沉增快的病人,它是判定类风湿活动度的标准之一。类风湿皮下结节发生率为5%~25%,结节大小、形状不一,质地如橡皮或骨样坚硬、无痛、可活动,但又常与骨膜下、腱膜、腱鞘或关节囊粘连而不能活动。结节数目不等。类风湿皮下结节要注意与其他疾病结节混淆,如风湿性皮下结节是成批出现,于数日或数周内消失;骨性关节炎结节,多位于末节指关节,骨样坚硬,末节指(趾)骨骺部出现边缘增生;痛风结节常位于耳壳,破溃后可有淡黄色豆腐渣样物质(尿酸盐结晶),也可形成瘘管。

（2）关节周围肌肉萎缩和无力：关节附近的伸肌肌肉萎缩和肌无力出现的速度较快，在10～12日即可发生，数周后较明显。肌肉萎缩常伴有僵硬、无力、疼痛、灼热感，知觉过敏、减退或消失，肌肉紧张与压痛，腱反射减弱或消失。骨骼肌萎缩是类风湿的早期症状之一，可在肌萎缩与硬化的基础上发生挛缩等。

（3）关节附近的组织损害：首先表现在皮肤。可出现：①皮疹。多形荨麻疹和类风湿性紫癜。②棕色小斑点或碎片状小结节。③皮肤淤斑、淤点、结节性红斑、紫斑与甲皱毛细血管扩张，还可有脱发、斑秃、色素沉着等。④皮肤变薄变脆，容易擦伤，渗血或出血。⑤疱疹性皮炎，类天疱疮，脓疱病。⑥掌、跖部网状青斑，胸壁浅表静脉炎。其次表现为自主神经功能紊乱。皮肤发凉尤以关节部位冰凉，手、足心发热、出汗、面颊潮红，血压忽高忽低，心动过速或过缓，毛发干燥，头部跳痛，情绪变化无常，出现焦虑、恐惧、失眠多梦、多愁善感、行为异常、兴奋与抑郁交替、多疑、沉默寡言等。

（4）多发性炎症与囊肿：如滑囊炎、腱鞘炎，也可继发感染，各种腱鞘囊肿等。

（5）雷诺病：表现为突然发作的肢端和暴露部位皮肤苍白，数分钟后随之皮肤发绀，同时伴有局部发凉、冰冷、麻木和刺痛。过数分钟或温暖后皮肤变红润，皮肤温度升高。

56. 类风湿性关节炎软骨与骨组织会有哪些并发症？

（1）颈痛与颈椎病：类风湿性关节炎可引起颈椎1、2椎关节滑膜炎，由于类风湿侵蚀高位椎体关节，致使椎体增生，间隙狭窄，不全脱位。还可并发上呼吸道感染、软组织损伤、扭伤、后关节错位、肌萎缩、肌痉挛、颈动脉炎。如长久睡姿不当、枕头不当、工作姿势不当等,可造成颈椎关节稳定性破坏和骨质增生,压迫血管和神经,引起一系列临床症状。出现椎动脉压迫综合征,可致大脑供血不足、小脑后下动脉供血不足、听动脉供血不足和耳蜗动脉供血不足等。出现脊髓神经压迫综合征,多因环枢椎、颈4、5椎关节脱位或齿状突压迫所致,病人表现高位神经损伤,甚至突然死亡等。出现食管压迫综合征可导致食管狭窄、水肿和炎症,吞咽时胸骨后烧灼感,或伴有恶心、呕吐、声音嘶哑及头后仰时呼吸困难等。

(2)缺血性骨坏死:多见于服用或关节内注射糖皮质激素的病人。好发于股骨头、肱骨头、腕部月骨、足舟状骨等骨组织。出现关节活动受限、跛行、肿胀、压痛等,X线可帮助确诊。

(3)肋软骨和胸骨炎:起病突然,胸骨肋软骨肿胀、剧痛,可放射至胸壁、背部,运动后挤压时可加重,压痛明显。本病可发生单侧,亦可两侧交替或同时发病,以2～4肋最多见。在冬春和秋冬交替发病。反复发作,于2～6个月内消失,可自愈。

(4)骨质疏松与骨质增生:主要由于类风湿细胞因子和致炎因子对软骨的破坏,女性在绝经后因雌激素和降钙素分泌减少,甲状旁腺分泌过多引起骨吸收加速、骨质减少而出现骨质疏松。类风湿病人关节破坏的特征是,在软骨破坏和骨质疏松的同时伴有骨质增生,而继发骨关节病。由于软骨发生变性、软化、剥脱,骨质暴露和侵蚀,软骨下形成囊肿、血管增生和成骨现象,致软骨周围及软骨下纤维增生,骨质钙化密度增高,出现骨质增生。

(5)其他:类风湿可合并痛风、感染性关节炎、骨髓炎、骨嗜酸性肉芽肿、绒毛结节性滑膜炎、肿瘤等。

57. 类风湿性关节炎肌肉和软组织会发生哪些并发症？

(1)肌肉疼痛：比较常见。在临床表现为纤维性肌肉痛，病变多在肌膜、筋膜、韧带、肌腱附着处、腱鞘、骨膜及皮下组织等部位，表现为躯干和四肢一种广泛牵扯性肌肉、骨骼疼痛和压痛。还有一种为风湿性肌痛，多见女性类风湿病人，尤其是肝炎、结核和绝经期后的类风湿病人肌痛较显著。表现为肌肉压痛，肌力一般不减弱，类风湿晚期可发生肌肉萎缩，伴有发热、乏力、体重减轻和精神抑郁。多在四肢近端、大腿、颈、肩、骨盆等部位出现疼痛和僵硬。

(2)肩周炎和肩手综合征：肩周炎主要为肩部胶原纤维的退行性变，致使局部血液循环和淋巴回流障碍，以及软组织内浆液渗出，纤维蛋白沉着和粘连形成，导致组织丧失弹性而使肩部僵硬、挛缩和功能障碍。多发生在 40 岁以上的人。肩手综合征亦称反射性交感神经营养不良综合征。其原因与类风湿性关节炎、肩周炎、周围神经损伤有关。其表现为双肩或单肩至手指发生剧烈疼痛，呈钝痛或刀割样痛，夜间可痛醒，疼痛可放散耳、颈、前臂和手部，肌肉可呈痉挛，手指僵硬、强直、变形、屈曲变形，肩与手活动受限。

(3)肘管、桡管、腕管综合征：多因类风湿波及腱鞘、滑膜，出现炎症、水肿致尺、桡神经受压而发病。表现前臂尺、桡侧手指疼痛、伸肌萎缩、瘫痪、手部麻木、刺痛、活动功能障碍、感觉迟钝甚至消失，肌电图检查可出现异常。

(4)骨化性肌炎：本症多见于儿童和男性青年的类风湿病人，发病与外伤、瘫痪和遗传有关。好发于颈、背、腰、肩、肘、膝和手部肌肉。表现为局部肌肉肿胀与疼痛、压痛、关节功能受限。经 2～4 个月肌肉钙化形成，肿块逐渐缩小，疼痛减轻，遗留坚硬肿块及反复发作等。X线照片可以确诊。

（5）跗管综合征：又称足隧道症候群。跗管系内踝后下方与距、跟骨和屈肌支持带形成的鞘管，有肌腱、神经、动脉、静脉通过，因腱鞘内水肿、炎症而压迫胫后神经出现一系列临床症状和体征。肌电图检查可以确诊。

58. 类风湿性关节炎病人血常规有什么变化？

（1）红细胞和血红蛋白：患病早期多属正常，病程久者红细胞可减少，严重者血红蛋白可降至 60 克/升以下。网织红细胞可轻度增多。红细胞平均寿命与平均血红蛋白量减少。

（2）白细胞：多数病人的白细胞数增多，尤以小儿显著。中性粒细胞和单核细胞增多，出现明显核左移。重症、晚期、病变进展迅速及严重贫血和用免疫抑制剂时，白细胞数可明显减少。中性粒细胞内可出现中毒颗粒。用糖皮质激素治疗过程中白细胞数升高。亦可呈类白血病反应。

（3）嗜酸粒细胞：嗜酸粒细胞增多与类风湿的活动度一致，也可作为糖皮质激素用量的指标。

（4）血小板：血小板在类风湿早期增多，晚期减少。

59. 血沉对诊断类风湿性关节炎有什么临床意义？

血沉可作为判定炎症活动的可靠指标，其升降与类风湿的活动程度相一致，也可作为疗效判定与诊断的指标。血沉增快可不受抗风湿药治疗的影响，可与风湿性关节炎治疗后迅速下降相区别。故拟诊为风湿病经糖皮质激素或阿司匹林治疗 2 周，临床症状好转，血沉仍快者，要考虑类风湿的可能。当关节肿痛明显好转，炎症现象已消退，血沉仍持续增快或不下降时，表明类风湿性关节炎随时都有可能复发或恶化。

血沉活动参考值：①低活动度为 20 毫米～40 毫米/小时。②中活动度为 40 毫米～80 毫米/小时。③高活动度为 80 毫米/小时以上。

正常血沉参考值(韦斯特格伦法、简称韦氏法)：①儿童 10 毫米/小时以下。②成年女性 0～15 毫米/小时。③成年男性 0～10 毫米/小时。

60. 类风湿因子对诊断类风湿性关节炎有什么临床价值？常用的检查方法有哪些？

类风湿因子是人或动物免疫球蛋白 G(IgG)分子 Fc 片段上抗原决定簇的特异性抗体,类风湿因子可分为免疫球蛋白 M(IgM)、免疫球蛋白 G(IgG)、免疫球蛋白 A(IgA)和免疫球蛋白 E(IgE)。类风湿活动度愈高,病程愈久,血清和关节液的滑膜组织中类风湿因子含量愈高,并随年龄的增长而增高。类风湿性关节肿胀明显的病人,类风湿因子多为阳性,但小儿患类风湿时类风湿因子阳性率不高。

类风湿因子的出现,最快也需在类风湿发病后 3 周,一般检查方法在 6 个月内很难测出阳性率,用灵敏的方法可于发病 3～8 周内测出阳性率。影响类风湿因子阳性率的疾病有肝脏疾病、结核、肿瘤、寄生虫病、高龄老年人、呼吸系统疾病、肾脏疾病等。代谢异常也可出现阳性。因此,要结合病史、临床体征综合判断再给予确诊。

常用类风湿因子检查方法如下：

(1)致敏羊血球凝集试验(Waaler-Rose 试验)：正常人滴度在 1：8 以下,1：32 以上为阳性,1：160 以上有临床意义。类风湿性关节炎阳性率为 70%～100%。

(2)乳胶凝集试验亦称乳胶粒固定试验：滴度 1：20 以上

为阳性,类风湿性关节炎阳性率为 70%～85%。

（3）放射免疫法和酶联免疫吸附法:使类风湿因子阳性率可达 99%,还可检出免疫球蛋白 G(IgG)、免疫球蛋白 A(IgA)和免疫球蛋白 E(IgE)类风湿因子等。

61.C 反应蛋白对诊断类风湿性关节炎有什么帮助?

C 反应蛋白(CRP)的临床意义与血沉相似,但不受红细胞、血红蛋白、脂质和年龄等因素的影响,是反映炎症感染和疗效的良好指标。在类风湿性关节炎早期和急性风湿期,血清中的 C 反应蛋白含量最高,与血沉增快相平行,但比血沉增快出现得早,消失也快。C 反应蛋白含量愈多,显示病变活动度愈高。在类风湿恢复过程中,C 反应蛋白又出现阳性,预示仍有突然出现临床症状的可能性;病情复转停用糖皮质激素后,已转阴的 C 反应蛋白又出现阳性时,表明病变活动在继续;当类风湿缓解和用抗风湿药后,C 反应蛋白转阴或消失比血沉快。

C 反应蛋白阳性,也可见于肾炎、肺炎、急性感染、外伤、心功能不全、肝炎、风湿热、结缔组织病,恶性肿瘤等。但病毒性感染时通常为阴性或弱阳性,因此临床也用作鉴别细菌或病毒感染。

C 反应蛋白(CRP)正常参考值:≤10 毫克/升(0.42 微克～5.2 微克/毫升)。

62. 类风湿性关节炎为什么要检查循环免疫复合物?

循环免疫复合物(CIC)的形成取决于免疫球蛋白 G(IgG)类风湿因子的浓度、亲和力及免疫球蛋白 M(IgM)类风湿因子。低亲和力抗体与抗原结合形成小分子免疫复合物,不与补体结合,也不易被巨噬细胞所吞噬。当抗原过剩超过平衡点 10～20 倍时,则形成可溶性免疫复合物,抗原抗体浓度高时,形成大分子复合物,易与免疫球蛋白 G(IgG)-Fc 结合,不易被清除而致病。

正常人循环免疫复合物(CIC)的检出率低于 4%,且血清含量不高(10 微克～20 微克/毫升)。类风湿病人循环免疫复合物阳性率为 60%～80%;正常健康人循环免疫复合物为 16.3%。

正常循环免疫复合物参考值:①聚乙二醇(PEG)法为 500 单位/毫升。②固相多株类风湿因子结合法为 1～25 单位/毫升。

63. 类风湿性关节炎的关节液对诊断类风湿有什么意义?

抽取关节液做粘度与凝块试验,可帮助诊断类风湿病。正常关节液内含有透明质酸和甲球蛋白,其粘滞性是由透明质酸与蛋白粘合的程度决定的。由于关节液内的粘蛋白是含透明质酸的蛋白质,故加入几滴 5% 稀醋酸后,会结成凝块沉到试管底部。而类风湿病人的关节液加入稀醋酸后形成的凝块疏松易碎呈弥漫点状、絮状、条状、颗粒、胶冻状或雪花状,因类风湿病时白细胞释放的溶酶体酶和透明质酸酶,将关节液中的透明质酸蛋白分解,使粘蛋白减少,故此称粘蛋白缺少试验。

类风湿性关节炎的关节液微混浊,粘度降低,滑液中白细胞升高,一般为 $(5～10)×10^9$/升,中性粒细胞＞50%,白蛋白＞40 克/升,透明质酸酶＜1 克/升。

64. 类风湿性胸膜炎胸水对确诊类风湿有什么作用？

类风湿性胸膜炎胸水的特点有：①呈草黄色，糖含量降低 <1.39 毫摩/升（25 毫克%），蛋白含量升高 >35 克/升。②类风湿因子呈阳性，乳酸脱氢酶同工酶（LDH）升高。③补体 CH_{50}、C_3、C_4 等各成分均降低。④细胞学检查，白细胞 $>(1\sim 3.5)\times 10^9$/升，以 T 淋巴细胞、单核细胞或多形核白细胞为主。根据以上特点，通过胸水检查可帮助确诊。

偶见类风湿细胞即可确诊为类风湿。类风湿细胞即类风湿性关节炎细胞，是有折光的周边包涵体的中性粒细胞，中性粒细胞吞噬免疫球蛋白G(IgG)、免疫球蛋白M(IgM)、补体、纤维蛋白、脱氧核糖核酸(DNA)颗粒和类风湿因子免疫复合物后，胞浆内形成无数致密黑色颗粒的吞噬细胞。可用免疫荧光方法测得。

65. 组织细胞学检查对诊断类风湿性关节炎有什么价值？

类风湿性关节炎在临床病理演变过程中，出现了许多病理生理改变，因此对类风湿进行组织细胞学检查，是非常必要的确诊手段之一：

(1)类风湿性皮下结节活检：结节呈肉芽肿改变，外观呈灰白色，中心为坏死灶，坏死灶呈黄色，并含有免疫球蛋白G(IgG)、类风湿因子免疫复合物与细胞碎片，坏死灶的周围有大量成纤维细胞、淋巴细胞、巨噬细胞等，并排列成放射状或栏栅样，最外层还被单核细胞、淋巴细胞、浆细胞和纤维组织包裹，以血管周围最明显。

(2)滑膜组织活检：滑膜组织活检对类风湿性关节炎诊断极具确诊价值。可用穿刺的方法或关节镜检取滑膜组织，进行组织学检查。

（3）淋巴结活检：在诊断类风湿性关节炎时，淋巴结活检是根据病人或病情的需要。患类风湿时，周围淋巴结有淋巴窦扩大，淋巴滤泡增生，浆细胞增多和浆细胞淋巴样组织增生，并含有类风湿因子。在活检时，多见有纤维组织增生呈慢性炎症和变性改变等。

66. 类风湿性关节炎核抗原对诊断类风湿有什么作用？

抗类风湿性关节炎核抗原（RANA），是类风湿性关节炎病人血清中一种特异性抗体。在类风湿性关节炎的病人中，核抗原血清的阳性率高达 90%～95%；在伴有干燥综合征的类风湿性关节炎的病人中，阳性率也达 62%左右；而在其他风湿病中阳性率及滴度均较低。因此，抗类风湿性关节炎核抗原的检测有助于类风湿的诊断。但核抗原制备较复杂，目前尚未在临床广泛推广应用。

67. 关节核素检查对类风湿性关节炎的诊断有什么意义？

放射性核素关节显像检查，对滑膜炎、滑膜囊肿以及软骨、骨的骨质疏松和骨质破坏的早期诊断有一定的帮助。类风湿性关节炎的骨质疏松和骨质破坏，在骨钙量减少≥30%～50%时 X 线才出现改变，而放射性核素关节显像反映局部骨血流和骨盐代谢，比普通 X 线片要提前 3～6 个月。同时，有些同位素还起到滑膜切除治疗作用。

（1）放射性胶体^{198}金治疗试验：放射性^{198}金注入关节腔后，滑膜内的沉积增多，表明滑膜出现炎症，可起治疗作用，使炎症程度减轻。一次剂量 $3.7×10^8$ 贝可（10 毫居里）。

（2）核素^{85}锶和^{47}钙骨像检查：可发现骨的最小破坏灶和

骨结核的改变。常用量放射性核素氯化锶静脉注射 0.74～3.7 毫贝可(20～100 微居里)，^{47}钙为 0.01 毫居里。

（3）放射性^{133}氙吸收试验：放射性^{133}氙吸收试验的原理是将^{133}氙水溶液注入关节腔内，因^{133}氙只经毛细血管排出，故注入后滑膜吸收的速度可判定滑膜炎症的有或无。患类风湿性关节炎时滑膜吸收速度比正常人显著增快。静脉注射 185～370 毫贝可(5～10 毫居里)。

（4）核素^{99m}锝关节描记图检查：核素^{99m}锝关节描记图检查，亦称放射性核素关节闪烁照相或关节扫描，首选锝亚甲基二膦酸盐注射液 555～740 毫贝可(15～20 毫居里)，静脉注射后 2～4 小时进行关节检查。或先口服过氯酸钾 300 毫克 1 小时后，静脉注射 555～740 毫贝可(15～20 毫居里)，立即进行检查。用于诊断滑膜的早期炎症、肌炎、骶髂关节炎、骨髓炎、反射性交感神经营养不良、骨破坏和骨坏死等。还可起化学滑膜切除的作用，因^{99m}锝能与血浆和关节液内的蛋白质结合选择性地沉积固定在滑膜的炎症区域。在指腕等关节显像时，可诊断类风湿性关节炎，若骨关节显像正常，可排除类风湿诊断。

68.X 线检查对诊断类风湿性关节炎有什么意义？

X 线检查方法简便、经济，且具有良好的空间分辨率。常用正位和侧位摄片，也可进行 X 线放大摄影，软组织摄影和体层摄影。X 线检查对诊断很有帮助，能发现类风湿性关节炎关节软组织及关节间隙和骨质的病损情况及程度，发现广泛的侵蚀性关节病变，几乎就可以诊断为类风湿性关节炎。X 线片对评估病变的范围及观察治疗的反应，也很有用处。可以作为治疗后追踪观察的基础照片，是判断疗效的重要资料。适用于观察骨的微细结构变化,但其密度分辨率并不理想,不适用于软组织病变的分析,仅能反应出密度差较大的软组织病变,如钙化、脂肪变性等。

69. 类风湿性关节炎 X 线片有哪些基本特点?

类风湿性关节炎因受侵关节不同,疾病所处阶段不同和发展过程的快慢不同。X 线表现虽有差异,但具有以下基本特点:

(1)关节软组织肿胀:在滑膜炎症的早期,X 线片上可无阳性发现。但随关节积液的增多,关节间隙可稍增宽,关节囊肿胀。关节周围软组织的炎性病变,常表现为关节软组织密度增高,并呈梭形肿大,在手、足小关节处病变最为明显而典型。肿胀软组织层次不清,向周围逐渐移行,一般界限并不锐利。

(2)关节间隙变窄和关节面边缘侵蚀:滑膜绒毛状增生的肉芽组织压迫和侵蚀软骨后,使关节间隙变窄,损及关节面骨质,可使骨端关节面出现虫蚀样粗糙不平,或钻凿样小的骨质凹陷破坏。若发生在承重大关节,常以关节非支重点,即关节面的边缘或肌腱、韧带附着处多见。

(3)骨质内小囊状破坏:增生之滑膜肉芽组织或滑液通过关节面骨皮质的破口嵌入关节面下,伸至松质骨内形成局限性破坏时,出现小囊状透光区,数目不定,一般比较小,直径大多在 0.5 厘米以下,大的直径可达 0.5 厘米~1.5 厘米。由于骨质不断被肉芽组织压迫吸收,小囊状破坏区周边的骨质通常无明显硬化增生现象。这种小囊状骨破坏是类风湿性关节炎较有特征的表现。

(4)骨质稀疏:极为常见,而且出现也早,并逐渐加重。稀疏在病变关节的骨端较明显,表现为骨小梁稀少,皮质变薄,骨髓腔呈毛玻璃样,比较均匀透光。严重时骨质稀疏的范围广泛,骨髓腔与骨皮质失去正常骨密度的差异,骨的结构丧失,与周围软组织的自然对比亦较差。

(5)关节畸形和骨性强直:是病变的晚期表现。关节软骨的破坏,使关节间隙逐渐变窄直到消失,关节骨端的破坏和关节周围软组织萎缩引起关节屈曲、脱位和半脱位等畸形。在修复过程中纤维组织的钙化、骨化可使关节呈骨性强直,见骨小梁连贯两骨端。也可在关节周围相当于肌腱韧带附着处出现片条状、线条状或羽毛刷状之钙化、骨化影。

(6)其他表现:类风湿性关节炎除上述主要基本特点外,有时还可见到骨膜新骨形成和关节退行性变。前者是由于炎症侵犯肌腱韧带,相当于它们在骨干端的附着处,刺激骨膜而出现平行层状、花边状或羽毛状新骨形成,这种改变只能在手、足小关节病变的早期见到,以后可自行消失。后者是由于关节受损后负重的不平衡所致,故常伴发于持重的大关节,如膝和髋等。

70.I 期类风湿性关节炎 X 线检查有哪些表现?

X 线对类风湿性关节炎的病理学改变的检查,目前各国逐渐趋向统一,分为 I、II、III、IV 期。

I 期又称骨质疏松期。临床上为急性期,即类风湿早期,病理解剖的滑膜期。X 线检查表现如下:

(1)关节肿胀:关节与周围软组织肿胀,密度增高呈梭形或纺锤形,多出现在手指、足趾、腕、肘、膝、踝等关节。肩、髋大关节肿胀不易看出。

(2)骨质疏松:早期为关节面呈局限性骨质疏松。初期为骨端关节面骨密度减低,进而骨小梁减少,皮质变薄,骨干皮质骨疏松,呈画线或层状、囊状。类风湿性关节炎 2 个月后即可出现骨质疏松。严重时呈普遍性骨质疏松,并出现囊状透亮区或横行透亮带改变。60 岁以上的类风湿性关节炎病人 60%～70%有严重骨质疏松。

小儿类风湿骨质疏松主要表现在骨骺部,出现较早,常在发病 7～10 日最长 1 个月内即可出现。干骺端出现骨质疏松,可见带状透亮区,与白血病、骨髓炎表现相似。

(3)骨膜反应:多见于小指与环指第二及掌指骨和蹠骨骨干部及指(趾)骨中段肌腱和韧带的附着点,骨膜增生通常与骨干骨皮质相平行,由干骺端延伸至骨干中段,对侧近端处。表现为线状、羽毛状、层状或葱皮状致密阴影。

小儿类风湿区别于成人类风湿惟一的特点是,骨膜反应早期即可出现,消失也较快。

71. Ⅱ期类风湿性关节炎 X 线检查有什么表现?

Ⅱ期又称骨破坏期。临床上为亚急性期,即类风湿病理解剖的滑膜期与开始出现肉芽肿(血管翳期)。

此期主要为关节软骨破坏,关节间隙变窄,但软骨下骨皮质完整,预示关节可发生不可逆性损害,这是类风湿早期特征之一。病变进一步发展,出现软骨下骨皮质糜烂破坏,关节边缘性蚕食样侵蚀,模糊不清、毛糙或凹凸不平,囊状、斑块、缺损等。早期骨破坏的好发部位有掌骨头的桡掌侧,近端指间关节、尺骨茎突、尺桡关节端、下颈椎、齿状突等处。

单关节或少关节型类风湿滑膜炎症渗出可持续 10～20 年之久,才出现骨质破坏。

小儿类风湿的特点是骨破坏表现骨骺两侧被压缩,变薄、碎裂等。

72. Ⅲ期类风湿性关节炎X线检查有何特征?

Ⅲ期又称骨严重破坏期。临床上为慢性期,即类风湿病理肉芽肿(血管翳期)。

此期的软骨糜烂和变薄,关节间隙狭窄,发病后3个月才出现,但也有6个月以至更久时间病变还不明显。骨的边缘性侵蚀糜烂,约90%病人2年后才出现。关节面的破坏,以膝、踝、髋为明显,而指骨改变为典型。关节面骨质糜烂破坏,融合、增生、硬化而愈合,这种改变多见于腕关节和腕骨间关节。此时骨质疏松更广泛而严重,骨的致密结构消失,骨皮质变薄,其致密度与髓腔和周围软组织相似,并有多处软骨下骨质破坏、缺损、关节间隙变窄等。

小儿类风湿的骨破坏通常表现在骨骺部,骨骺可呈碎块状、多囊状破坏区,边缘性侵蚀糜烂,模糊不清比较广泛,骨骺增大,压缩变形、变扁,干骺端出现生长障碍线等。而关节面破坏较成人重,可一直深到骨干端,骨干收缩变细,中间部的骨髓腔变窄,骨干两端增宽,骨干变形可呈长方形,长骨骨干宽度与骨骺相比,显著变细而弯曲,这是小儿类风湿X线的一个特征。

73. Ⅳ期类风湿性关节炎X线检查有什么特征?

Ⅳ期又称骨关节强直期。临床上为慢性期(或缓解期),即类风湿病理为纤维化期。

此期为类风湿特征性,即关节间隙显著变窄或消失,关节面融合,呈半脱位或全脱位,纤维性或骨性强直,桡腕关节侧偏移位,手足指(趾)关节脱位等。此时,骨侵蚀糜烂的同时在边缘又有新骨形成,并出现增生与硬化,形成钉状、鹰嘴状突起的骨刺、骨赘、骨桥、骨唇等。

类风湿继发性骨增生与硬化，与退行性变的原发性骨关节病、大骨节病、骨关节结核、缺血性骨坏死等病不同，类风湿继发骨质增生表现的同时，仍有骨质疏松与破坏同存，而退行性变骨关节病其骨密度保持不变，无骨质疏松现象。

74. 类风湿病人手指关节的 X 线片有什么表现？

类风湿病人掌指、手指关节囊膨隆与近端指间关节及其周围软组织呈梭形或纺锤形肿胀是典型征象，并具有诊断价值。指关节呈梭形肿胀可引起掌骨头的分离现象，多见于第二和第三掌指关节，近端骨轮廓模糊、疏松，关节间隙变窄。

类风湿性手指骨早期好发部位为掌骨头的桡掌侧侵蚀、糜烂，近端指间关节较远端严重。第二至第五指近端指间关节桡背侧，及关节囊附着处边缘，第三指近端指间关节的两侧，以及拇指末节指骨基底部的尺侧和拇掌关节的两侧，均可呈对称性轻度模糊、缺损，紧靠缺损的边缘下方有局限性脱钙，局部骨小梁纤细模糊。类风湿慢性期，指间关节与掌指关节呈半脱位，形成各种畸形。

75. 类风湿病人腕关节的 X 线片有什么特征？

类风湿早期腕关节以尺骨茎突内侧首先损害较常见，表现有尺侧尺骨茎突周围软组织局限性肿胀，骨质糜烂性破坏，伴有边缘性骨质增生、硬化与骨膜反应，关节间隙呈全腕均匀一致性狭窄。在类风湿性关节炎早期，可出现舟骨、豆骨、三角骨远端糜烂，以及第五掌骨近端尺腕侧和桡骨茎突等腕部诸骨均可出现上述改变，以致融合、脱位。尺桡关节端的桡骨常见很宽的切迹样破坏。腕骨的类风湿性损伤常为对称性，且在骨破坏的同时伴有骨增生、硬化等改变,这些特点可鉴别腕关节结核。

类风湿早期(2～12个月),可出现无痛性尺骨茎突区肿胀,以及由于滑膜炎、肌炎、尺副韧带松弛、破裂所致的尺骨背侧斜向突出半脱位和腕关节向尺侧偏斜移位,是类风湿性关节炎的腕关节的特征性改变。腕关节掌侧或背侧滑膜肿胀突出与滑囊积液,常形成囊肿,有时在 X 线片上可见钙化影,当囊肿压迫正中神经时,导致腕管综合征。在腕关节腔内,还可见到软骨和碎骨片。

76. 类风湿病人肘关节的 X 线片有何特点?

肘关节桡球征与类风湿脂肪垫阳性。在肘关节滑膜增厚和积液时,X 线片上可见到一个厚 6 毫米～7 毫米的垫形影,同时还能见到骨质疏松。国外学者注意到类风湿病的肘关节软组织肿胀时,肘关节外区可见到一密度增高的块状阴影,并关节囊向外移位。国内李氏研究证明,肘关节腔积液时,肘关节侧位片上可见关节囊扩大,引起关节囊外脂肪垫向前、向后移位。在肘关节伸直并略外旋摄正位片时,于肱骨外上髁与桡骨小头之间后面可见一呈球形水样密度增大的关节囊阴影,此称"桡球征",此征与肘关节侧位片上的囊外脂肪垫常同时存在。病变使增大的关节囊阴影在肘关节内侧也可显示,但不如外侧明显。肘关节损害亦可出现尺骨鹰嘴沟,桡骨上端和肱骨末端,关节面骨质疏松,囊状改变、破坏、缺损,关节间隙变窄、增生、融合、硬化、脱位、挛缩强直等。

77. 类风湿病人肩关节的 X 线片有哪些表现?

类风湿早期以肱骨大结节、肱盂、肩锁与胸肩胛关节改变明显,其表现为广泛性骨质疏松,边界不清的囊状透亮区或半圆形凹陷性缺损,关节盂周围有骨质稀疏区或透亮区被致密带围绕,肱骨头大结节内侧轮廓粗糙,肱骨头变扁平,并向关节盂进行性移位,关节间隙变窄,关节出现强直,肱骨头向上半脱位。这种改变通常发生在单侧,较少发生对称性。

当肩关节在旋转活动时,旋转可使肌腱撕裂,可见弥漫性结节状充盈性缺损和滑囊充盈缺损,肱二头肌腱鞘表现扩张,关节囊不规则粘连,以及锁骨远端骨质吸收,也是类风湿性关节炎的特征之一。

78. 类风湿病人足部的 X 线片有哪些特征?

类风湿性关节炎在足部的主要受累部位为跖趾骨、距骨、舟骨和第五跖骨基底部。一般足前半部受侵蚀较后半部为早。

患足骨质稀疏,尤以足前部跖趾骨之皮质变薄,骨小梁稀少最为突出。稀疏程度可不均匀,如在距骨远端、趾骨尖端、跟骨中心、舟状骨结节、距骨头颈和第五跖骨基底部等处,出现斑点状透光区,使上述足骨呈虫蚀样,密度不均匀。若骨皮质与骨松质稀疏都很明显,则整个足骨呈毛玻璃样密度减退,骨小梁稀少不清。若皮质萎缩明显,骨松质小梁保存较好则相对密度较高。跖趾骨可有骨膜新骨形成,但比较少见,关节面下和骨内小囊状破坏常见于远节趾骨基底部。关节面破坏后可使关节间隙变窄,以致消失。也可类似掌指关节那样,趾骨近端不断破坏扩大而呈杯口状套在变尖的跖骨头上。附骨破坏,关节间隙消失后可融合成块,从而出现平足或高弓畸形,拇外翻和趾骨半脱位等。

79. 类风湿病人踝关节和跟骨的 X 线片有哪些征象?

踝关节类风湿的 X 线改变,与膝关节相似,但胫腓关节与距骨关节骨端多半有增粗变大。而跟骨多表现为跟腱滑囊炎和腱鞘炎,早期跟后囊附近与蹠腱膜附着点增大,形似水样密度增大的局限性阴影,局部软组织肿胀,跟腱隙消失,滑膜和粘液囊变突,其后关节面出现不规则囊状破坏。由于肿大的滑囊对骨的压力,可出现边缘性缺损,伴有边缘性骨膜增生、硬化、毛刺状、胡须状或鸡尾状骨刺(赘)形成。肌腱与韧带附着点可形成局限性骨膜炎。

80. 类风湿病人膝关节的 X 线片有哪些表现?

类风湿性关节炎在早期膝关节肿胀,关节间隙增宽,关节积液,脂肪垫模糊、受压、移位、变形,后缘压迹光滑,而滑膜肥厚时压迹不光滑,或髌骨内缘下凹陷消失等征象。如关节积液较多或严重渗出时,可至髌骨向前脱位,继而关节面骨质疏松,并出现小囊状透亮区,伴有骨质增生、硬化、骨赘形成。关节间隙狭窄,关节脱位,膝关节屈曲及外翻变形出现较早。小儿膝关节类风湿的特征之一是胫骨骨骺两侧被压缩变薄,出现生长障碍线,影响发育。

类风湿性关节炎时,膝关节腔变窄是均匀一致的,是与骨关节炎的内侧或外侧不规则变窄而致膝内翻或外翻的重要区别。

81. 类风湿病人髋关节的 X 线片有何表现?

髋关节类风湿的 X 线改变在发病 1 个月内,即可出现早期关节肿胀阴影与骨质疏松,关节间隙无明显改变。此后,髋关节可见关节囊骨化,韧带、腱滑囊附着处带有骨炎,表现为股骨大粗隆、坐骨结节或耻骨联合边缘发毛、硬化、不整齐或有小囊状缺损,少数病人股关节窝也可发毛、增大等。

如病变继续发展,股骨头出现糜烂,常伴有髋臼糜烂、破坏,髋臼新骨生成,髋臼顶变形,股骨头向外上方半脱位,向髋臼内或骨盆腔突出。股骨头上外段扁平或凹陷,骨皮质完整,股骨头变成蘑菇状或碎裂,关节面边缘性增生、硬化,鹰嘴状骨刺或骨赘形成,关节间隙显著狭窄或消失,关节融合、强直。股骨头呈无菌性坏死,尤其是服用过糖皮质激素的病人较常见。

小儿髋关节类风湿的 X 线征象,有时出现在临床症状还不明显时,故对早期诊断有价值。

82. 脊柱类风湿性关节炎在 X 线片上有什么征象?

脊柱发病率居类风湿性关节炎中第二位。类风湿病变主要侵犯脊柱小关节和周围韧带。

(1)颈椎关节:颈椎类风湿性关节炎早期侵犯部位为含滑膜的多动关节,炎性肉芽组织的伸入,使椎间盘两侧上下的椎体骨缘和小关节的骨缘毛糙模糊,出现小的骨质凹陷、破坏。椎间盘的中央部分很少受累,故椎间隙狭窄并不明显,小关节由于关节软骨和关节面破坏,以及周围韧带骨化可造成骨性强直。因颅颈活动而产生局部椎体滑脱,或多个椎体错位使颈椎后缘连线呈阶梯状前移,在颈椎 2～3 以下较显著。若病变在上颈椎富于韧带的部位,如颈椎 1～2 处,炎症可使齿状突周围的多个重要韧带软化松弛,从而很容易造成寰枢关节半脱位,枢椎齿状突、颅底枕骨髁和寰椎侧块均有不同程度的骨质边缘毛糙,虫蚀样骨破坏,破坏严重者可进一步造成颅颈关节异常至颅底凹表现。在病变后期,颈椎可完全骨性强直。

(2)胸、腰椎关节:腰椎为类风湿性病变常犯的部位,继则向上蔓延至胸椎。X线表现主要为骨质稀疏,皮质变薄,密度减低,小关节侵蚀后关节间隙变窄,关节面模糊,关节面下出现小囊状透光区。亦有凹陷性骨质缺损,偶有伸至骨内的大块破坏。由于病变广泛,很早可致胸、腰椎曲度异常,呈圆弧形后突。广泛骨性强直时脊柱呈竹节状畸形,在下腰椎若关节尚未强直,因活动较多可发生腰椎滑脱。

(3)骶髂关节和骨盆:类风湿性骶髂关节炎在早期改变很少,往往只有骨质稀疏,X线片主要表现为关节面骨皮质密度减低,发现关节面的模糊毛糙和关节面下小囊状透光区则可以确定诊断。继而关节面破坏呈锯齿状,骨质硬化带可不断扩大,界限模糊,在病变后期关节间隙可完全消失,并发生骨性强直。

骨盆改变均见于病情严重者,整个骨盆骨质稀疏,密度减低,骨皮质变薄使骨盆轮廓模糊不清。坐骨结节和耻骨联合处均可有骨炎、骨膜炎表现,该处骨质增生,骨膜新骨增生呈毛刺状,边缘不齐,出现钻凿样小囊状骨缺损,耻骨联合增宽,很少发生骨性强直。

83. 不同部位 X 线片在诊断类风湿性关节炎时有哪些相同表现?

不同部位不同类型的类风湿性关节炎,其 X 线表现亦不同,但其病理改变所产生的 X 线影像,有下列相同的表现:

(1)骨质稀疏:极为常见,而且出现也早,并逐渐加重,稀疏常在病变关节的骨端较著,表现为骨小梁稀少,皮质变薄,骨髓腔呈毛玻璃样,比较均匀透光,严重时骨结构丧失。

(2)关节间隙变窄及关节面和关节面下骨质破坏:关节滑膜增生的肉芽组织压迫和侵蚀软骨后,使关节间隙变窄,损及关节面骨质,可使骨端关节面出现虫蚀样毛糙不齐或钻凿样小的骨质凹陷破坏。

(3)骨膜反应:骨膜新骨形成,由于炎症侵犯肌腱、韧带,刺激骨膜而出现平行层状、花边状或羽毛状新骨形成。

(4)韧带钙化及骨化:肌腱、韧带受到侵袭,产生炎性反应引起成骨细胞的增生,产生钙化和骨化。

84. 特殊类型类风湿性关节炎在 X 线片上有何特点?

(1)斯蒂尔(Still)综合征:幼儿和儿童患慢性多发性关节炎,伴脾肿大称斯梯尔综合征。

幼年型慢性多发性关节炎会表现许多和类风湿性关节炎相似的变化,但很少见到侵蚀。膝、踝及腕关节是最常受侵犯的部位。关节炎的充血会导致骨骺变大及早熟性融合。

在牛皮癣中会出现主要侵犯末端指尖关节的侵蚀性关节病。在瑞特尔病中,只有少数关节会侵犯,也可能发生带有骨刺形成的跟骨侵蚀。

强直性脊柱炎会造成滑膜关节的侵蚀性改变。此病经常侵犯骶髂关节。

(2)莱特尔(Reiter)综合征:本症主要包括尿道炎、结膜炎和多发性关节炎,病因不明确,常发生于尿道、肠道和上呼吸道感染之后。X线骨关节改变与类风湿性关节炎相似,通常以足部改变为早而重。在脊柱,早期就出现小关节和椎体周围韧带骨化,使脊柱呈竹节样强直畸形。踝部病变常引起就近长骨之骨膜新骨形成。跟骨边缘骨质增生,轮廓可较完整或呈羽毛状,以跟骨跖面为多,也可向跟骨后缘突起,增生的骨缘亦可伴有小凹陷状骨质破坏。

85. 分析类风湿性关节炎与其他关节疾病的 X 线片时需注意什么问题？

对关节炎的 X 线片分析，最重要的是需要注意以下问题：

(1)要明确是否一个以上的关节受侵犯：类风湿性关节炎典型的症状是侵犯数个关节，而有些疾病则很少如此，如感染及滑膜肿瘤。这一点很重要，因为就类风湿性关节炎和感染性关节炎而言，它们在各关节中可能会表现相似的变化。

(2)要明确哪些关节受侵犯：许多关节病变特别倾向侵犯某些关节，而避开其他关节。当要鉴别在关节产生相似变化的病因时，如分辨造成关节面皮质侵蚀的各种原因，关节病变的分布情形会很有帮助。

下列各种关节炎的分布情况，就能提供有用的诊断资料：①类风湿性关节炎几乎都侵犯手和足，并且以掌、指骨关节，蹠、趾骨关节，近端指（趾）骨间关节与腕关节为主。牛皮癣关节炎则通常侵犯末端指（趾）骨间关节。②痛风以侵犯大拇趾的蹠、趾关节为特征。③骨关节炎发生在手部时，它几乎都会侵犯末端指骨间关节，也经常侵犯大拇指的腕掌骨关节。在足部则几乎都侵犯第一蹠、趾骨骨关节。就大关节而言，骨关节炎常见于髋及膝关节，但很少在踝、肩及肘关节见到，除非其中原有一些畸形或疾病。④神经性关节炎的分布，依神经功能缺损的位置而定，如糖尿病好发于踝与脚，而脊髓结核则侵犯膝关节，脊髓空洞症的损害则在肩、肘与手部出现。类风湿性关节炎与其他关节炎手的好发部位见图 3。

(3)要明确是否有已知疾病存在：有时关节炎是已知全身

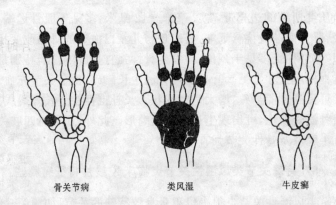

| 骨关节病 | 类风湿 | 牛皮癣 |

图 3　类风湿性关节炎与其他关节炎手的好发部位示意图

性疾病的一部分,如血友病等。

86.幼年类风湿性关节炎 X 线片上表现出什么特征?

幼年类风湿性关节炎为类风湿性关节炎的一个特殊类型,常发病于 2～5 岁小儿,男女发病率无太大差别。在早期,以关节积液、关节间隙增宽、关节囊肿胀、关节邻近骨质疏松及掌、蹠骨的骨膜性新生骨为主要表现。晚期则显示受累关节部分性或全部破坏,关节面不规则,关节间隙变窄,骨端破坏及关节邻近骨质疏松。严重的骨破坏后,可合并脱位或骨折,最后可发生纤维性或骨性强直。

与成人类风湿性关节炎的表现有所不同:①踝、膝、腕等大关节最易受累,而于早期常不累及手部关节。受累关节内因积液而出现关节囊肿胀,关节间隙增宽。②关节软骨及骨破坏属晚期表现。③早期常出现骨膜下新生骨,以后可能会完全被吸收,或者形成骨皮质增厚。④椎体及四肢骨骨骺被挤压性骨折较常见,前者多见于胸段,后者多累及负重关节及手、足小关节骨之骨骺。⑤常发生周围关节强直。⑥骨干骺部可见骨松质变所致的透亮带,宽2毫米～12毫米,多见于股骨远端,胫、腓骨两端及桡骨远端,其表现与儿童白血病的骨骼改变相似。⑦脊柱炎多见于颈椎,易发生骨性强直,椎体脱位,特别是寰枢椎脱位亦常见。⑧易出现骨的生长障碍,由于关节充血,常可见到骨骺早熟,增大呈气球状。长骨也存在生长障碍线。因骨骺受损伤,可出现生长停顿及畸形。此外,还可见四肢关节半脱位及骨性关节强直。

87. 特殊关节类风湿性关节炎临床X线片特征有哪些?

类风湿性关节炎很少侵犯全身较特殊的关节,如颞颌、胸锁、胸肋等关节。这些关节受侵后,其临床X线片特征有:

(1)颞颌关节:颞颌类风湿性关节炎临床表现为局部疼痛、肿胀,张口困难,关节活动受限,影响咀嚼等。在X线片上表现为颞颌关节一致性关节间隙狭窄、骨质疏松、磨损、软骨破坏,关节周围肌腱、韧带钙化,关节纤维性强直、关节脱位,以致上下齿距离缩小。小儿颞颌关节受累致下颌发育不良,形成小颌畸形。

(2)胸锁关节:临床表现为局部肿胀、疼痛,上肢上举困难等。X线片上常见有关节面模糊,锁骨近端骨质破坏、脱钙、轮廓毛糙不整,关节面下小囊性变,骨质边缘缺损,亦可见增生性骨质硬化,锁骨近端增粗膨大,锁骨远端吸收变成笔尖状,相邻的肩胛喙突边缘不整齐。

(3)胸肋关节:临床表现为胸段脊柱旁疼痛、肿胀、肌肉僵硬,深呼吸时疼痛加重。X线片表现为胸肋关节和肋骨周围软组织肿胀,关节面模糊不清、毛糙,出现小囊状透亮区,伴边缘性增生、硬化,肋骨端增粗膨大,肋骨可出现局限性扁平和杯口状糜烂切迹,或呈广泛性破坏,多数为双侧对称性改变。

88. 类风湿性关节炎并发呼吸系统病变在 X 线片上有什么表现？

（1）类风湿性弥漫性间质性肺炎：X 线早期表现为肺纹理增多，条索或网状纹理或呈絮状模糊阴影和斑点状、小片状阴影。中晚期多见网状、结节状、蜂窝状或囊状影，以两下肺为多见，有时还可出现类风湿结节。表现为大小不等的单个或多个圆形或椭圆形结节，直径多为 1 厘米～2 厘米，但直径在 6 毫米～8 毫米以下时难以发现。有时还可见到肺动脉高压征象，结节可有空洞形成，亦可见肺水肿、肺气肿、肺不张、肺出血的 X 线改变。

（2）类风湿尘肺：X 线以直径 0.5 厘米～8 厘米的圆形、边缘清楚的结节影多见，遍布全肺野但以周围最多，亦可见结节融合形成空洞，可见液平面及钙化灶，类风湿性尘肺结节阴影多年不变，且数目常较多。与一般尘肺变化不同，但多发性结节病灶易误认为转移癌，应注意鉴别。

（3）类风湿性胸膜炎和心包炎：多见胸膜或心包膜粘连增厚。胸腔积液可先于关节炎出现，但一般见于关节炎活动期，单侧较多见。心包积液时心影向两侧增大，纵隔移位。

（4）Capian 综合征：见于类风湿性关节炎患者或类风湿因子阳性的煤矿工人。表现为肺内单发或多发的结节状阴影，直径 0.5 厘米～5 厘米，常在短期内连续出现，且数目逐渐增多，结节可有钙化或空洞形成，并可逐渐演变为肺纤维化或完全消失。

（5）肋骨改变：表现为局限性扁平和杯口状糜烂切迹，第 3～5 肋骨后上缘可有广泛性骨破坏及骨质疏松，常呈对称性。

89. CT 和磁共振成像检查对诊断类风湿性关节炎有何帮助？

CT 可清晰显示关节周围软组织肿胀及其密度改变，可显示骨端关节面边缘骨质小的侵蚀缺损和骨内骨质破坏，图像的多平面重建可显示关节间隙狭窄和关节面下骨质破坏及关节骨端的骨质增生和关节脱位。对髋关节和寰枢关节的检查可以提供比普通 X 线检查更多的诊断信息。手和腕部普通 X 检查阴性者，CT 检查可发现早期的骨质侵蚀性病变。

磁共振成像检查在显示少量关节积液及滑膜增厚方面具有很高的优势，还可显示关节内透明软骨侵蚀（表面不光整、信号减低）、肌腱和韧带增厚或断裂以及脊髓受累改变，磁共振成像检查可以清晰地显示枢椎上的齿状突结构。

90. 肌电图检查对类风湿性关节炎的诊断有什么帮助？

类风湿病人的肌电图表现非常特异，但对类风湿并发肌炎的诊断还是有意义。其表现有：纤颤电位即自生性电活动，表现双相波。这种电位在正常时肌肉检查见不到，常在多发性肌炎、肌病或周围神经性病变时出现。此电位的出现，可能与肉芽肿累及运动神经元有关。短时间低电压多相电位的干扰波见于类风湿急性期伴有多发性肌炎的病人。

25%类风湿病人肌电图强度曲线、时间曲线中断，有暂时去神经现象。

91. 骨无机盐密度测量对诊断类风湿性关节炎有什么意义？

骨无机盐密度（BMD）测量，采用的方法较多。采用双束光子吸收比色计测定骨无机盐含量，可判定类风湿性关节炎的早、中、晚期与病变的严重程度,不受残疾、病情程度和糖皮质激素治疗的影响。据国外学者研究报道,测定手部骨无机盐密度即可反映身体其他部位的骨无机盐密度情况。在类风湿性关节炎的早期,手部的骨无机盐密度与年龄、疾病活动程度相关。

92. 肢体血流图和毛细血管镜检查对类风湿性关节炎的诊断有什么作用?

使用肢体血流图和毛细血管镜检查类风湿关节炎是协助诊断病人的四肢血液循环和微循环的某种程度,对诊断类风湿病是很有帮助的。

(1)肢体血流图检查:类风湿病人的关节局部存在着血流动力学障碍,四肢血流明显降低,患肢血流明显低于健侧。其表现为指(趾)苍白,肢体发凉、怕冷、麻木、痉挛性疼痛,甲床发绀、淤斑,关节肿胀,皮肤溃疡和坏疽等,血流缓慢,血栓形成。血流图上以山峰形收缩波及其波幅减低者最为常见,大部分病人的等容积值减低,其减低的程度与类风湿病变的活动相一致。经膝关节血流动力学研究结果证实,外周血流指数,动、静脉特征和循环血流量与类风湿性关节炎呈正比,说明类风湿病人的病情程度与四肢血流相一致。

(2)毛细血管镜检查:大多数类风湿性关节炎病人的指(趾)甲床、掌面和前臂的毛细血管弯曲、排列紊乱,血管袢增多、变长、变大,管袢呈发夹形、螺旋形、帽形、8 字形、分支形、迂曲形和花瓣形等。血管像混浊模糊、管口狭窄、血流缓慢或断续,毛细血管网缺乏,而乳头下静脉清晰,局部有缺血、出血点或渗血。这些病理性改变的病程越长,变化越明显。因此,类风湿性关节炎的病人有明显的微循环障碍。在治疗类风湿疾病时应用莨菪碱类药物,可改善病人的微循环,促进四肢和内脏的微循环。

93. 刚果红试验对诊断类风湿性关节炎有哪些帮助？

用1‰刚果红生理盐水溶液(高压消毒),于前臂伸侧常规皮肤消毒后,作皮内注射0.1毫升观察。有人认为注射背部或大腿部皮内比前臂反应更清楚。

健康人和无淀粉样变病人,注射后24小时内出现粉红色着色,直径1厘米～2厘米;小儿着色较成人范围小些,色也较深,成人色较浅;24小时后无扩展而着色先从周围开始逐渐消退,9～12天完全消失。类风湿病人淀粉样变时,局部着色消散(吸收)较慢,需17～20天后才能完全吸收。

94. 氯喹试验对类风湿性关节炎鉴别诊断有何帮助？

氯喹试验临床多用来对类风湿与骨性关节炎感染、过敏性关节炎进行鉴别诊断。

常用Greiling法。取新鲜关节液1.5毫升,注入装有10.5毫升蒸馏水的试管内,混匀后用多层滤纸滤过。取4毫升滤液滴入2%氯喹溶液1毫升内,静置30分钟后,用1厘米比色器仪器测定已形成的浊度光学密度。并用此法,用氯化钠溶液与其他疾病滑液进行对照光学密度的差异。

60%的类风湿病人氯喹试验值低于正常。类风湿早期与氯喹结合的化合物总量明显降低,而不溶性血清蛋白量增高时,表明病变可能迅速进展。本方法不适宜老年人类风湿及骨性关节病的鉴别诊断。

原发性骨关节病主要基质成分为糖蛋白和含硫多糖体变性,故氯喹试验值明显升高,在0.22～0.4光学密度单位。继发性骨关节病时,其值略低;如合并炎症时,则明显降低在0.16 光学密度单位。感染过敏性关节炎时则正常。

正常值为 0.07～0.09 光学密度单位。

95. 结核性关节炎与类风湿性关节炎有什么不同?

(1)结核性关节炎具有结核病接触史,或有结核中毒症状,如低热、乏力、心悸、盗汗、食欲减退等,或有结核病灶存在。关节病变持续发展,但没有类风湿那样缓解与恶化交替进行,即痊愈或持续进展,而没有缓解期。持续性关节疼痛比类风湿轻得多,但夜间疼痛比类风湿重。结核性滑膜炎的早期即可形成关节囊增厚。类风湿早期关节明显肿胀伴关节囊水肿等。

(2)结核性关节炎多半是单侧,单个关节损害,少有双侧或多关节或对称性同时发病,常伴有肌肉痉挛。结核性关节炎中、晚期肉芽肿侵入软骨致软骨破坏,并侵入软骨骨骺,使软骨脱落和游离,关节出现干酪样坏死灶,并形成寒性脓肿,脓液中可检出或培养出抗酸杆菌,而类风湿则无。

(3)结核感染时结核菌素皮试(OT)可呈强阳性;有结核病灶存在时,结核菌素-多聚酶链反应(Tb-PCR)阳性;滑液中以淋巴细胞为主;类风湿因子测定为阴性。类风湿时结核菌素皮试为阴性;类风湿因子测定为阳性;滑液中以中性粒细胞为主,并可找到类风湿因子或类风湿细胞。

(4)滑膜结核时,关节膜充血、水肿,关节腔渗出较多,结核性肉芽肿呈干酪样坏死灶改变。类风湿性关节炎肉芽肿则呈纤维蛋白样坏死灶改变。

(5)X 线检查结核性关节炎的骨破坏灶不整齐,轮廓不清,关节面破坏少见;关节间隙早期多正常,无骨质增生和硬化;中晚期关节间隙呈不均匀性变窄,与骨关节炎相似。类风湿性关节炎的骨破坏灶呈严重的骨质疏松,囊状透亮区轮廓清楚,关节间隙逐渐变窄;主要在骨质疏松和破坏的同时伴有边缘性骨质增生和硬化,这一特征可区别于结核性关节炎。

96. 风湿性关节炎与类风湿性关节炎如何鉴别?

(1)病史:风湿性关节炎诊断须有链球菌感染的病史,常为链球菌性咽峡炎。表现为急性咽喉痛,咽部明显充血,有渗出物,伴有颌下淋巴结肿大、压痛,发热,猩红热样皮疹。小儿常见恶心、呕吐与腹痛等。风湿性关节炎起病通常急剧,关节红、肿、热、痛明显,关节肿胀主要是关节内充血、水肿和渗出液增多。游走现象出现快,消失也较快,主要发生在踝、膝、腕、肘、肩、髋等大关节,小关节,如指、趾关节很少出现,无关节并发症,如晨僵、肌萎缩等。类风湿性关节炎大多起病缓慢,主要表现在小关节,关节肿胀而不红,有晨僵,游走间隔时间较短,关节肿胀为关节周围组织水肿及滑膜与关节囊增厚,常伴有肌萎缩、滑囊炎与腱鞘炎等。风湿性关节肿胀时间短,多在1~6周内自然消肿,病变活动通常在6个月内停止,如无链球菌再感染,关节炎很少复发。经治疗后,关节肿胀多在1~2周内消退,疼痛6周内消失。

(2)实验室检查:风湿热常规血检查白细胞增多;血沉增快;抗"O"升高,蛋白电泳 α_1 和 α_2 明显升高;咽拭培养乙型链球菌阳性。

(3)X线检查:风湿性关节炎只有水样密度阴影的软组织肿胀,无骨质改变。骨质密度疏松,见于迁延性风湿。类风湿性关节炎 X 线特征是骨质疏松、骨质破坏等。

(4)其他:风湿性关节炎用阿司匹林有效,在 24~72 小时内迅速显效,体温下降,关节症状消退,血沉开始降低等。而类风湿性关节炎则无效。

97. 系统性红斑狼疮与类风湿性关节炎有哪些区别?

系统性红斑狼疮的早期症状和体征常和类风湿性关节炎相似,开始常为全身乏力、晨僵,近端指间关节和掌指关节出现滑膜炎、疼痛。发病多为青、中年女性,但关节不发生严重破坏和畸形。系统性红斑狼疮还可有以下表现:①口腔或鼻咽腔无痛性溃疡。②非破坏性关节炎或关节痛。③光过敏。④面颊部出现蝶形红斑或盘状红斑。⑤浆膜炎(胸膜炎或心包炎)。⑥神经系统病变(癫痫、抽搐和精神症状)。⑦肾炎(蛋白尿、管型尿或血尿)⑧血浆白细胞、淋巴细胞和血小板均减少。⑨抗核抗体阳性。

98. 强直性脊柱炎与类风湿性关节炎怎样区别?

(1)强直性脊柱炎在各年龄段(3～70岁)均可发病,但以10岁左右及20～40岁多见,男性最多,女性少见。

(2)强直性脊柱炎的早期症状常表现腰、骶、臀部痛,腰部酸困不适,发僵(似板状),腰部前屈、后伸和侧弯活动受限,而站立、行走与活动后减轻,休息后不能缓解。疼痛在夜间加重,时常痛醒,疼痛常向上肢、下肢、骶髂、肋间、腹部放散。还可出现手指或足趾弥漫性腊肠样肿胀和疼痛,病变可自行缓解,又可间隔数月或数年周期性反复发作,致使整个椎间盘与椎体破坏、韧带钙化而强直,发生强直的时间1～3年不等。

(3)实验室常规血化验,贫血,白细胞升高;血沉增快;C反应蛋白(CRP)阳性;人类白细胞抗原($HLA-B_{27}$)阳性;类风湿因子阴性。类风湿的人类白细胞抗原($HLA-B_{27}$)阴性;类风湿因子阳性,其余检查相近。

(4)X 线检查。强直性脊柱炎的骶髂关节病变出现较早,呈双侧性,在无临床症状和 X 线改变之前即可发生,骶髂关节几乎 100% 呈对称性改变,为本病特征。胸、腰椎关节及椎体早期出现普遍性骨质疏松,骨质破坏总是浅表性。类风湿性关节炎的骨破坏很深,呈溶骨性囊样或块状缺损,早期可出现关节边缘蚕食样糜烂破坏。

99. 硬皮病与类风湿性关节炎如何鉴别?

(1)临床表现:硬皮病早期阶段可累及手和足,出现的症状与类风湿性关节炎很相似,如对称性手指僵硬,关节疼痛,近端指间关节和掌指关节滑膜炎及周围软组织肿胀,有时表现为手背水肿。数周后,水肿可在一夜之间便消失,使指(趾)皮肤紧贴皮下骨面等变化。晚期出现皮肤纤维化,皮硬如皮革样,手指屈曲挛缩,指(趾)末端溃疡及瘢痕形成。好发于20~50 岁之间的女性。关节损伤的有多关节疼痛,指(趾)、腕、膝、踝关节肿胀、僵硬、屈曲变形等。内脏损害的有肺纤维化、心功能衰竭、食管下部扩张及收缩能力降低,肾功能衰竭、高血压病、自主神经功能紊乱等。

(2)实验室检查:硬皮病血沉增快;类风湿因子,抗核抗体,梅毒反应均可呈阳性;α球蛋白升高,着丝点抗体阳性等。

(3)X 线检查:硬皮病 X 线片上可见指骨末端骨质疏松,骨吸收、软组织钙化,尺、腕骨破坏,末节指关节间隔狭窄。

(4)皮肤与血管组织活检:硬皮病胶原纤维增粗、纤维化、增厚、胶原肿胀、透明性变,肌肉和间质内有淋巴细胞、组织细胞浸润、肌纤维退行变与间质纤维化。

根据硬皮病的上述表现,容易与类风湿性关节炎相区别。

100. 更年期关节炎与类风湿性关节炎有哪些不同？

更年期是由于雌激素分泌减少，自主神经与内分泌功能紊乱，血管舒缩功能减退而引起关节疼痛、僵硬、肩痛、骨痛、腰背酸痛和骨质疏松等。本病特点是多发生在更年期妇女，关节僵硬、痛感，在站立过久，长时间不活动或稍疲劳之后较明显。手足部常有发热、多汗、皮肤蚁走感、发麻、下肢水肿，时而怕冷、时而怕热等。而与类风湿性关节炎不同之处是疼痛具有全身性、对称性和普遍性，多为双手十指或踝、膝、肩等关节僵硬感，当适当运动之后关节疼痛、僵硬迅速缓解。类风湿性关节炎的特点是早期关节晨僵发生在早上起床和午睡醒后，多为1～2个关节，且关节肿胀、疼痛较明显，即使运动后晨僵消失，但关节疼痛仍然存在。

更年期关节炎经用雌二醇或抗炎松，调整自主神经功能等药物，如谷维素、维生素 E、维生素 A 和 B 族维生素等治疗有效。抗风湿类药，如复方风湿宁、吲哚美辛(消炎痛)、炎痛喜康、布洛芬、阿司匹林、抗风湿中药等治疗，也有较好疗效。

101. 痛风性关节炎与类风湿性关节炎怎样鉴别？

(1)临床表现：痛风性关节炎表现为多关节滑膜损害时，容易被误诊为类风湿。本病有家族性，多发生于中年男性。典型痛风首先以拇趾关节呈红、肿、热、痛者最多。也可以是趾、蹠、踝、膝等下肢单关节发病，起病急骤，发病数小时后即可出现明显的单个、少数、不对称的关节红、肿、热、痛，呈刀割样剧痛，发热，喜冷敷，不愿做热治疗，局部敏感，不愿盖被，常于夜间或凌晨突然发作，可持续3～7天或1～2个月自然缓解或消退等。本病诱因常有饮食失调，饮酒饮茶，过量食用脂肪、蛋白,服用利尿药,疲劳、受凉、穿鞋过紧、走路过多,外伤,化疗,手术等。

(2)实验室检查:痛风白细胞数增多,血沉增快,血尿酸增高,血尿素氮和肌酐升高,有肾脏损害。皮下结节,关节附近囊肿和穿刺活检,滑液偏光显微镜检查及关节镜检查,均可发现针状尿酸盐结晶。

(3)X线检查:痛风病变关节急性期正常,但软组织肿胀。慢性期可见骨侵蚀破坏囊状缺损,但比类风湿性关节炎的囊状变大,一般无骨质疏松。还可发现关节附近呈结节状或分叶状阴影的痛风石。

(4)其他:痛风通过调节饮食(忌用菠菜、豆制品,忌饮酒、浓茶等),用秋水仙碱、别嘌呤醇、复方风湿宁、丙磺舒、痛风利仙、碳酸氢钠等药物治疗有明显效果。

102. 增生性骨关节炎与类风湿性关节炎有何不同?

(1)临床表现:增生性骨关节炎发病年龄多在40岁以上,随年龄增长而增加。病变主要限于经常负重的大关节,如膝、颈椎、腰椎、髋、踝,手指末节等关节。早期没有明显晨僵现象,关节局部多无明显充血、肿胀、皮下结节,无游走现象,肌肉萎缩和关节畸形不明显。起病缓慢,早期可有关节酸困、乏力不适,其后关节僵硬与钝痛,严重时关节剧痛,并突然交锁或刺痛现象,常有粗糙的摩擦音或嘎嗒响声。而类风湿的关节疼痛、晨僵、疼痛的性质均有明显区别(见图3)。

(2)X线检查:增生性骨关节炎在早期就有明显的骨质增生、硬化和边缘性骨赘(刺)与囊肿形成,或呈"唇"样、"刺"样骨质增生,但无关节面破坏和强直,关节间隙变窄呈不匀性(不整齐),尤以内侧为重,不发生关节脱位(排列顺序不整齐)

和强直。

（3）组织活检：增生性骨关节炎滑膜活检主要是软骨变性，早期软骨细胞增生成簇出现，软骨层断裂形成裂缝。滑膜间质无水肿，有胶原纤维和少量肥大细胞、淋巴细胞和浆细胞。滑膜绒毛和细胞层增生、萎缩、出血，基质和血管周围硬化等。

103. 感染性关节炎与类风湿性关节炎怎样鉴别？

感染性关节炎的以下特点可与类风湿性关节炎鉴别。

（1）任何微生物感染期间或感染性疾病之后发生的关节炎，存在有原发病史或既往史。

（2）关节疼痛或肿胀的病程多在 1～6 周，所有关节肿痛几乎同时发作、减轻或消失。

（3）关节炎多次反复发作，复发再愈，一般不留后遗症。

（4）一般没有脏器损害与关节畸形。

（5）滑膜病理有血管周围炎症。滑膜细胞轻度或中度增生。

（6）关节 X 线片表现除炎症和骨质疏松征象外，一般无破坏性改变。

（7）可以自愈。

（8）经抗风湿或病因学治疗的均有效。

（9）预后良好。

三、治　　疗

104. 类风湿性关节炎的治疗原则和药物治疗原则是什么？

类风湿性关节炎的治疗原则是采用综合治疗（包括内科系统治疗、物理疗法、医疗体育、中医中药等），以减轻或消除关节的肿胀、疼痛和晨僵，控制免疫病理进展与活动度，预防关节炎的恶化、加重和复发，巩固治疗效果，调整免疫机制，增强体质与免疫力，达到防止关节功能不全和残疾，改善和提高生活质量，恢复关节功能及劳动能力的目的。

治疗类风湿性关节炎的临床药物很多，但药物的效果都不太理想，而药物的毒性大，病人用药时间长，加重了病人对药物的反应（毒副作用），这种恶性循环使病人很痛苦，医师有时也很无奈。因此，类风湿的药物治疗应遵循以下原则：

（1）中西医结合：由于类风湿性关节炎的病因不甚明了，故治疗缺乏特效疗法。现代医学用免疫抑制剂来治疗类风湿性关节炎，其基本药物有甲氨蝶呤、柳氮磺胺吡啶、硫唑嘌呤、环孢素、环磷酰胺、青霉胺、来氟米特等，可收到显著的效果。但由于用药时间长，带来较为棘手的问题是对肝、肾、骨髓等脏器的毒副作用。中医治疗类风湿性关节炎有增强病人体质、缓解症状和减轻心理负担的独特优势，可用黄芪、人参、白芍、丹参、灵芝、益母草、蚂蚁、威灵仙、雷公藤、昆明山海棠、清风藤等，虽疗效稍慢些，用药时间稍长些，但毒副作用少。所以，中西医结合,扬长避短,把不良反应减轻到最小,而其疗效则相得益彰。

(2)慢作用药与速效药结合:国内经几十年的临床实践,对慢作用的药物在确诊类风湿性关节炎后就要开始使用,以便最大限度地减少关节的破坏,保护关节的功能。但这类药物在体内一般需要1～3个月的时间才起作用,所以临床上又称慢作用药物。该类药在用药之初,因疼痛不能减轻往往得不到病人的认可,因此需要用速效药物予以弥补。一般常用的速效药物有两类,一是非甾体类止痛剂,如吲哚美辛、布洛芬、萘普生、炎痛喜康、阿司匹林、扶他林以及近年推出的新药西乐葆、万络等,这些药均有一定效果,但不能完全消除肿痛,且对胃肠道有一定的刺激作用。二是糖皮质激素类,这类药不但起效快,而且作用强,在类风湿性关节炎开始治疗1～3个月,用它起"搭桥"作用。使用糖皮质激素应在专科医师指导下合理应用,才能收到事半功倍的效果。

(3)全身治疗与局部治疗结合:类风湿性关节炎是全身性疾病,但以局部关节病变为主。从临床表现看,许多病人不完全局限于关节。因此,需要用免疫抑制剂做全身治疗,如果病人有单关节或小关节肿痛明显,并影响到病人的工作与生活能力的,应予以局部关节腔抽出积液后注射药物,可在2～3天后就能得到显著的效果。做关节局部治疗时,消毒一定要严格,从严掌握适应证,在全身治疗的基础上,适当把握局部治疗的原则,能使治疗类风湿性关节炎的疗程大为缩短。

(4)扶正与祛邪相结合:由于类风湿性关节炎病程长达数年或数十年,病痛缠绵,病人体质虚弱、纳差、贫血,需要扶正补虚、益气健脾、补肝益肾、活血化瘀等。然而,还有很多病人夹杂着虚寒和湿热等外邪,也需要应用温经祛寒、清热利湿、通经活络等治则。通过调理内脏功能，滋肝补肾、扶脾养胃，强筋骨、化水湿，增强人体免疫功能，使筋骨关节得以濡养，血脉经络得以畅通。因此，应依据病情，突出重点，兼顾一般，扶正祛邪，标本兼治。这些是传统医学的优点和特点，在临床上把握辨证施治，不失时机地调整治疗重点，就能收到很好的效果。

总之，类风湿性关节炎的治疗是一个长期的过程，需要有病人的密切配合才能成功。类风湿性关节炎康复的秘诀是医师的经验＋病人的合作＋治疗的连续性。

105. 急性类风湿性关节炎如何治疗？

急性类风湿性关节炎的治疗很关键，该期要控制病情发展，减轻病人临床症状。具体作法如下：

（1）早期及时地控制关节炎症及其活动度：合理有计划地选用速效止痛剂和慢效剂联合用药，以快速控制症状，使类风湿免疫反应中止于早期。以达到消退关节肿痛，控制关节炎症的目的。对血清免疫指标项目高者，应用速效止痛剂，如吲哚美辛等；或缓释剂，如硫唑嘌呤、甲氨蝶呤、米诺环素、他克莫司、环孢素、来氟米特等；可以联合应用。当急性炎症与免疫反应基本控制后，应改用吲哚美辛、氯喹及雷公藤、昆明山海棠等中药，并适当选用免疫兴奋剂，如左旋咪唑、转移因子、胸腺素等，以调整和重建免疫功能。对血清免疫指标正常或偏低者，开始可选用吲哚美辛、布洛芬、复方风湿宁、双氯灭痛、有效的中药等。

以上药物应在医师指导下应用。

（2）预防关节炎复发或恶化：间断性服用氯喹，物理治疗，积极康复治疗，减轻药物的毒副作用，使治疗的药物剂量足，服用时间够。

（3）预防性对症治疗：如类风湿性关节炎出现心、肺、肾、肝、脑、眼睛、淋巴结等并发症者,应给予及时治疗。

（4）加强膳食营养：膳食要保证高蛋白、高维生素、中脂肪、中热、低糖、低盐、少量多餐,吃易消化食物等。

（5）手术治疗：根据病情,必要时切除关节滑膜。

106. 亚急性类风湿性关节炎如何治疗?

亚急性期的类风湿性关节炎主要以药物治疗为主,调动病人体内免疫功能,增强病人机体抵抗力。具体治疗如下：

（1）可用复方风湿宁,免疫球蛋白,单克隆抗体或重组人细胞因子进行治疗。

（2）非激素类抗炎镇痛药,如吲哚美辛、布洛芬、阿司匹林、炎痛喜康、双氯灭痛、萘普酮、替尼达普、美舒宁、萘普生类等,与免疫抑制剂联合用药。长时间使用这类药物时,注意对胃粘膜的保护。因此,特别告诫病人要在进餐后立即服药,禁忌在服药时大量饮水（汤）。

（3）免疫抑制剂可选用青霉胺、甲氨蝶呤、硫唑嘌呤、环孢素、氯喹、金疗法、抗淋巴细胞球蛋白、免疫球蛋白等。还可用血清、血浆交换疗法,胸导管引流,关节局部、淋巴系统、胸腺X线照射等治疗。

（4）免疫调节剂可选用左旋咪唑、胸腺肽、转移因子、人参再造丸、灵芝、蜂王浆制剂等。

（5）中医辨证论治可选合适的方剂汤药。也可选用中药,如山海棠、雷公藤、清风藤、黄藤、蜂毒、九节兰、蛇酒、蛇血、蛇粉等。中成药有蟄虫丸、妙济丹、人参再造丸、知母桂枝芍药汤、灵芝草、蜂王浆等。

（6）及时彻底治疗感染病灶，如扁桃体炎、咽炎、中耳炎、上颌窦炎、龋齿、附件炎等。预防传染病，如风疹、流感、腮腺炎、痢疾、淋病、肝炎等。预防关节炎复发，防止加重或恶化，必要时注射长效青毒素等。

（7）物理治疗，如激光、微波、超声、磁疗、光疗、冷疗、电疗、蜡疗、矿泉、泥疗、推拿、按摩、拔罐、竹管、药蒸、热药敷等均可采用。

（8）非手术（化学）滑膜切除法，采用关节内注入糖皮质激素或环磷酰胺、肝素、^{198}金、^{99m}锝、^{90}铱、^{131}磷等，或采用手术切除滑膜。

（9）膳食营养与对症治疗见急性期。

107. 慢性类风湿性关节炎如何治疗？

慢性类风湿性关节炎的治疗是类风湿性关节炎经过急性期、亚急性期有计划而系统治疗后，病情好转，进入慢性期的治疗。要承前启后，继续原有用药，严密观察病情，减少或减轻药物的毒副作用，使病人对抗风湿药物的耐受性增强，免疫功能提高，同时还要让病人接受新的治疗。具体治疗如下：

（1）继续亚急性期的各项治疗。

（2）医疗体育疗法在此期极为重要，因为前两期的病理性损伤较重，尤其是关节软骨、滑膜损伤，经过药物治疗，病情稳定，但有随时复发或恶化的可能。除了继续用亚急性期各种药物巩固治疗外，还应进行体育锻炼，这对身体和关节康复至关重要。这种锻炼应循序渐进，活动量逐渐加大，项目包括关节操，手部抓举、提握，散步、上楼梯、慢跑、蹬车，太极拳、太极剑等。

（3）外科治疗可采用关节腔清理，滑膜切除，关节囊剥离及肌腱延长术,关节融合术,截骨术,关节成形术,人工关节置换术等。

(4)矫形治疗可利用支架、夹板、腋拐、矫形鞋、假肢等,以帮助恢复关节功能及部分劳动能力为目的。

(5)注意防寒保温,避免风吹、着凉。每晚睡前用热水浸脚或用药液浸脚。保证休息好。睡硬板床,防止关节变形等。

(6)膳食营养与对症治疗见急性期。

108. 芳基乙酸类抗类风湿药物有哪些？如何应用？

(1)吲哚美辛(消炎痛)

①用药方法。口服,开始剂量从 25 毫克,每日 1～2 次起,如无不良反应,每隔 2～3 日增加 15 毫克,直到出现明显止痛效果为止,最多每日总量为 150 毫克。维持总量 3～6 周以后,如果关节肿痛缓解得比较稳定,可逐日减 25 毫克。如果减量后关节肿痛复发或明显加重时,可再恢复到原剂量或增加 25 毫克～50 毫克,待稳定几周之后再试减量,直至减到能控制关节肿痛的最小量作为维持量,此量一般为开始有效量的 1/6～1/4,即 25 毫克～50 毫克/日,餐中或餐后立即服用,可长期服用。小儿按每日每公斤体重 1 毫克～2 毫克,每日最大量 75 毫克。

栓剂从 50 毫克～100 毫克,每日 1～2 次开始。肛门给药。

②疗程。因个人对药物的耐受性和对药物疗效反应以及病情轻重、病程长短各不相同,故疗程长短因人而异,类风湿性关节炎病人可持续或间断给药数月或数年至十年以上。

(2)其他:芳基乙酸类药物见表1。

表 1　其他芳基乙酸类药物与用法

药　物	作　用	用　法	成人 （克/日）	小　儿 每日毫克/ 公斤体重	最大量 克/日
阿西美辛	缓释剂、 副作用小	口服	0.06～0.18		
氨糖美辛	含吲哚美辛25毫克	口服	2～6粒		
桂美辛(吲哚拉新)	作用较强	口服	0.3～0.9		
托美汀(痛灭定)	作用较强	口服	1.2～1.8	20～30	1.2
舒林酸	副作用小	口服	0.2～0.6		
依托芬那酯	擦剂	外用	每日3～5次		

109. 芳基乙酸类药物有哪些副作用？如何处理？

(1)副作用:用药后可有头痛、头昏、多汗,上腹部饱胀、疼痛与烧灼感,食欲减退、恶心、呕吐,口腔溃疡,腹泻或便秘等。可引起胃炎、胃溃疡、出血甚至穿孔,还可有心悸、乏力、失眠、多梦、嗜睡、抑郁或兴奋、性格改变、妄想性精神病、共济失调等。镜下管型尿、血尿,排尿困难,醛固酮减少症,肾小球滤过率减低,水肿,甚至出现急性肾功能衰竭,肝功能损害,视物模糊、耳鸣、耳聋,白细胞减少等。

(2)处理:①用药后数小时至数日内出现,多数是暂时性的,减量或停药后能很快消失。②餐中或餐后立即服,与牛奶一同服药,或加用抗酸药(胃舒平、氧化镁、颠茄等),或减少药量,服药后胃部刺激症状较重而不能耐受或有溃疡病史者,可改用栓剂或口服与栓剂交替应用,都可防止或减轻胃肠道的副作用。③剧烈头痛可用抗组胺药,如苯海拉明、扑尔敏、息斯敏、赛庚啶、泰必利、阿司匹林等。④从小剂量开始用药,逐渐加量,可避免或减轻失眠、头昏、兴奋、幻觉和高血压等。⑤对阿司匹林过敏者不宜应用,且会降低疗效。

110. 芳基丙酸类抗类风湿药物有哪些? 如何应用?

(1)萘普生(消痛灵、甲氧萘丙酸)

①用药方法:口服,每次 0.2 克,每日 2~3 次;小儿每日每公斤体重 10 毫克~15 毫克,分 3 次饭后服用,每日最大量不超过 0.4 克。

②副作用。可引起胃部烧灼感及胃肠道出血,致溃疡病的发生率约 18%,诱发哮喘、视力模糊、视力减退、水肿、溶血性贫血等。

③防治。减量或停药后副作用即可减轻或消失。溃疡病,肝肾功能不全、孕妇、乳母和婴儿均慎用。

(2)萘普酮

①用药方法。口服,每日 1 克~2 克,分 3 次餐中或餐后服用;小儿每公斤 10 毫克~30 毫克,分 3 次饭后服用。

②副作用。较萘普生药轻。

(3)布洛芬:本药消炎镇痛与抗风湿作用虽不及糖皮质激素和吲哚美辛等,但具有毒性小,病人容易耐受的最大优点,所以目前国内外均采用布洛芬治疗类风湿。

用药方法为口服,每日 0.6 克~1.2 克,分 3 次在餐中或餐后立即服用,每日最大量不超过 2.4 克。小儿按每公斤体重 20 毫克~30 毫克计算,体重 30 公斤者,每日量不超过 0.5 克。

(4)其他芳基丙酸类制剂见表 2。

表 2　其他芳基丙酸类制剂与用法

药　物	优　点	用　法	成　人 (克/日)	小　儿 每日毫克/ 公斤体重	最大量 克/日
优洛芬(酮洛芬)	作用较强、副作用较小	口服、肌注	0.15～0.3	3～5	0.15
氟比洛芬	副作用较小	口服	0.15～0.3	3～5	0.15
芬布芬	副作用小	口服	0.6～0.9		
吡洛芬	副作用小	口服、肌注	0.6～1.2		
非诺洛芬	副作用小	口服	1.8～3.2		
卡洛芬	副作用小	口服	0.3～0.6		
环氧洛芬钠	副作用小	口服	0.12～0.24		
氟诺洛芬	副作用小	口服	0.1～0.2		
舒洛芬	作用较快、毒性低	口服	0.4～0.8		
氯苯唑酸钙	作用较强	口服、直肠	0.2～0.6		
维可布洛芬	镇痛作用强	口服、肛门	每日 1～3 片		
联苯乙酸		擦剂	每日 3～4 次		
吡酮洛芬	吸收好毒性低	气雾外擦	每日 3～5 次		

111. 芳基丙酸类药物有哪些副作用？如何处理？

(1)副作用：上腹不适、口苦、恶心、呕吐、腹痛、腹泻、便秘,严重者出现胃肠道出血,呕血,便血;心悸、乏力、头昏、头痛、失眠、兴奋、精神失调;视力减退;水肿、急性间质性肾炎、急性肾功能衰竭等。

(2)处理：一般情况下,芳基丙酸类的副作用较少,即使在大剂量时出现的副作用通常在减量或停药后,可减轻或迅速消失,无需特殊处理。但有少数严重变态反应和急性中毒时,必须立即停药,给予洗胃、导泻、补液、脱敏与对症处理。如出现血尿时也应立即停药。如有溃疡病,肝、肾功能不全,青光眼、糖尿病、哮喘、精神病史、过敏性鼻炎、哺乳期和孕期妇女,均应慎用或忌用。

不要与阿司匹林、消炎痛等非甾体抗炎药联合应用,可产生交叉敏感性或作用抵消,毒性增大等。

112. 如何应用炎痛喜康(吡罗昔康)治疗类风湿性关节炎?

(1)用药方法:饭后口服,每次 20 毫克,每日 1～2 次,一般不超过 3 次,连服 1～3 个月甚至 1 年以上。

(2)副作用:常表现有头痛、头晕、困倦、四肢乏力、嗜睡、失眠、听力减退或耳聋,恶心、呕吐、腹痛、腹泻、食欲减少、血压升高、血尿、肾功能衰竭、胸闷、心慌、面肌痉挛和痉挛性斜颈,出现共济失调,血小板和血细胞减少,再生障碍性贫血,视力模糊,肝功能损害,少数也可引起溃疡病和消化道出血与溃疡穿孔。

(3)注意事项

①副作用在减量服药过程中可减轻,停药后即可消失。②避免与用量过大的非甾体类抗炎药阿司匹林等合用。③有溃疡病、哮喘、过敏性鼻炎、出血史、孕妇、小儿、肾功能不全者均应慎用。④定期复查血(肝、肾功能),尿、粪常规,有变化者应及时停药。

(4)同类制剂

①伊索昔康。口服,每日 1 次,0.2 克～0.4 克,作用和副作用与炎痛喜康相似。

②替诺昔康。口服,每日 1～2 次,每次 20 毫克～40 毫

克,作用和副作用与炎痛喜康相似。

③安尔克注射液。为炎痛喜康注射液,肌注,每日 1 次,20
毫克/毫升。

④美洛昔康。用法、用量、作用与副作用同替诺昔康(作用
是炎痛喜康的 100 倍)。

⑤安吡昔康。用法、用量、作用与副作用同替诺昔康。

113. 双氯芬酸属哪类抗类风湿药? 如何应用?

双氯芬酸(双氯灭痛)属于芳基乙酸类抗类风湿药。具体
应用如下:

(1)用药方法:口服,每日 3 次,每次 25 毫克~50 毫克
(肠溶片含 25 毫克),餐中或餐后服用;栓剂 每个 100 毫克,
每日 1~2 个,由肛门塞入;臀深部肌内注射 每日 1 次,75 毫
克/2 毫升;儿童每日每公斤体重 1 毫克~3 毫克;2%擦剂,外
搽,每日 2~4 次。

(2)副作用:轻者出现气喘、反酸、恶心、食欲减退,重者可
出现头晕、头痛、心悸、发热、畏寒、乏力嗜睡,胃肠道有腹痛、
腹胀、消化道溃疡、出血、厌食、转氨酶升高,肾炎、肾病、蛋白
尿,子宫收缩、流产,皮疹、湿疹,血小板和血红蛋白减少,紫
癜,贫血等。

(3)注意事项:①副作用轻的加服维生素 B_6,多饮水即可
消失。②副作用重的给予减量或停药。③局部注射疼痛给予
热敷或物理治疗。④肛门灼伤停用药,局部用开塞露或马应龙
麝香痔疮膏等,起润滑大便作用。⑤用药期间应定期化验血、
尿、粪常规和肝功能、肾功能。⑥有过敏史、溃疡病、肝与肾功
能不正常者及孕妇、乳母,均应慎用或忌用。

114. 如何应用水杨酸类药物治疗类风湿性关节炎？

水杨酸类制剂是治疗早期类风湿有效的药物,但药物生效量与中毒量相接近,一般以早期中毒症状(耳鸣)的程度来控制,通常每3～4小时服药1次,逐渐加量直至出现耳鸣后,减至稍低于耳鸣量为维持量。小儿耐受量大,有时不会表达耳鸣,应以血浆水杨酸盐浓度维持在200毫克～300毫克/升为准,小于此量抗风湿效果差。在餐中或餐后立即服用。

注意事项:①开始量用至关节肿痛基本减轻后,减至维持量(为开始量的1/3～1/4),连用2～3个月,一般连续用药3个月以上无明显效果时,应改用其他抗风湿药。②据时间生物学研究证明,在早上7时口服阿司匹林或水杨酸钠,则排泄一定量所需的时间最长,即保效时间长,而晚上7时服药,排泄所需的时间最短,即排泄最快。③不可与碳酸氢钠或铁剂合用,二者合用可加速水杨酸的排泄而降低疗效。④与糖皮质激素合用时,可降低血中水杨酸的浓度,当糖皮质激素减量时可发生水杨酸蓄积中毒,还可增加胃肠溃疡和出血。⑤心脏明显扩大者禁用,因可增加循环血量而加重心力衰竭。⑥胃肠溃疡病,胃炎,肝、肾功能不全者慎用或禁用。⑦不宜与双香豆素类抗凝剂或磺酰脲类降糖药同用。⑧不宜与甲氨蝶呤、丙磺舒和巴比妥类药及吲哚美辛、布洛芬、保泰松、萘普生等非甾体类抗炎药合用,因水杨酸类可与其竞争和血浆蛋白结合,使其血中浓度增加,从而增强了它们的作用或毒性。⑨可致胎儿异常,妊娠期应尽量避免使用。

临床常用的水杨酸类制剂及用法见表3。

表3 临床常用的水杨酸类制剂与用法表

药 物	优 点	用法	成 人 (克/日)	小 儿 每日毫克/公斤体重	小 儿 最大量 克/日
阿司匹林	肠溶片、易耐受	口服	3～4	80～100	3
水杨酸钠	吸收快	口服	5～8	20～30	3
		静脉	3～5		
卡巴匹林钙	易耐受	口服	3～6	80	3
阿司匹林精氨酸盐	作用快、副作用小	肌注	1～2	10～25	1
阿司匹林赖氨酸盐	作用快、副作用小	肌注	1.8～3.6	10～25	1
(赖氨匹林)		静脉			
双水杨酯	缓释剂、肠溶片	口服	0.9～1.8	5～10	0.4
贝诺酯(扑炎痛)	作用持久、副作用小	口服	4～8	25～50	3

115. 水杨酸类药物有何副作用？如何处理？

(1)副作用:副作用以胃肠道反应较多见,表现为食欲减退、灼心、腹胀、恶心、呕吐、潜伏性胃肠道出血、呕血等。可出现耳聋、眩晕、头昏、头痛、视物模糊和减退,视神经炎、昏睡、惊厥。可因换气过度发生呼吸性碱中毒,虚脱、低血糖昏迷、氨基酸尿和酮症,多汗、尿闭、尿糖、高血糖、肾炎、肾病等。血红蛋白、血小板、粒细胞减少、缺铁性贫血、溶血性贫血、紫癜等。可发生变态反应,亦称阿司匹林不能耐受综合征或哮喘综合征,表现为流鼻涕,继而头、面、颈、上胸部、四肢潮红,可伴有恶心、呕吐、腹痛、腹泻,甚至出现荨麻疹、剥脱性皮炎、喉头水肿、支气管痉挛、休克、死亡。

(2)处理:①加服碳酸钙、胃舒平、氢氧化铝、三矽酸镁、冬眠灵等,在进食中或饭后即服药,与牛奶同服,均可减轻胃肠道反应。勿用已潮解药,因其毒性更大。亦可加用甲氰咪胍、雷尼替丁、法莫替丁、奥美拉唑、米索前列醇或地诺前列酮,可防止胃肠溃疡或胃炎的发生。②出血。每周应查大便隐血试验1次,每两周查出凝血时间1次。少量出血时,一般用1克水杨酸制剂加维生素K 1毫克~2毫克;出血量多时,应考虑输血。③用药期间,每周查尿酮1次,若尿酮阳性,应立即减量或停药。④出现酸中毒时,应输入复方氯化钠溶液,碳酸氢钠或乳酸钠溶液。⑤如有低血糖昏迷者,应静脉注射或口服高渗葡萄糖液等。⑥严重水杨酸中毒者,应立即停药,吸氧,用1∶2 000~5 000 高锰酸钾溶液洗胃,硫酸镁导泻,通用解毒剂(活性炭2份,氧化镁1份,鞣酸1份),静脉输入大量维生素C和维生素K,应用中枢兴奋剂和镇静剂,纠正酸中毒等。⑦有变态反应时,应立即吸入色甘酸钠,症状缓解后给予肾上腺素,氨茶碱与氢化可的松,吸氧,保持呼吸道通畅。⑧对高热老年人和脱水小儿退热时大量出汗,体温骤降,易发生虚脱,应慎用。在服用阿司匹林期间,血中维生素C含量减低,且易加重出血,应注意补充维生素C。

116. 如何用保泰松(布他酮、布他唑立丁)治疗类风湿性关节炎?

保泰松解热止痛作用迅速,其疗效有时优于吲哚美辛,但有骨髓抑制致白细胞减少发生较快的副作用,故不能长期用药。

(1)用药方法:口服,开始每日3次,每次0.1克~0.2克,每日量不宜超过0.8克,宜餐中或餐后服用。关节肿痛基本消退后减至维持量(为开始量的1/3~1/4),连用1~2个月。如连用7天仍无效时,则应停用,改用其他药物。

(2)注意事项:有肝肾功能不全、水肿、心脏病、溃疡病、骨质疏松、粒细胞减少、再生障碍性贫血、高血压病、孕妇应慎用或禁用。阿司匹林或水杨酸钠与保泰松类制剂不宜合用。戊烯保泰松疗效高而毒性低,但不能与抗凝剂合用。

117. 保泰松有何副作用? 怎样处理?

(1)副作用:①消化系统。食欲不振、恶心、呕吐、胃痉挛、腹胀、味觉异常、胃肠道出血、中毒性肝炎等。②血液系统。粒细胞、白细胞减少、血小板减少、紫癜、贫血和再生障碍性贫血、类白血病反应。③代谢方面。水肿(水、钠、氯离子潴留,低血钾症)。④泌尿系统。蛋白尿、血尿、尿毒症,肾功能衰竭、高血压和生殖器糜烂。⑤心血管。最易发生心肌病、高血压。⑥神经。头昏、头痛、眩晕、嗜睡、失眠、精神病等。

(2)处理:①出现较重毒性反应时,应立即减量或停药。②加用保肝药,如肌苷、肝泰乐、肌醇、维生素 C、B 族维生素等。加用维生素 K 预防出血。③限盐、限水,加利尿药,增加高蛋白饮食。④每 10 天查血、尿常规 1 次,必要时可用生血药,如多抗甲素、利血生、鲨肝醇、肝血宁、维生素 B_4、中药鸡血藤、复方叶酸片等。⑤出现过敏时,应立即停药,并用大量维生素 C 和糖皮质激素治疗。

118. 如何用痛立消治疗类风湿性关节炎?

痛立消的镇痛作用比阿司匹林大 800 倍,也强于吲哚美辛、保泰松、布洛芬、萘普生等药物,抗炎作用强于保泰松和萘普生。

(1)用药方法:口服,每日 2～4 次,每次 10 毫克～20 毫克,餐中或餐后服用。1 日量不超过 150 毫克。

(2)副作用:副作用有恶心、呕吐、腹痛、腹胀、食欲减退、腹泻、便秘、溃疡病,头晕、头痛、烦躁、乏力、嗜睡、多梦、耳鸣、听力减退,血尿、粪白尿、高血压、肾功能损害,白细胞减少、血小板减少、心悸、贫血、出血倾向等。

(3)防治:轻度反应时减量或停药后即消失,严重反应则立即停药。用药期间定期检验血、尿、粪常规,肝、肾功能。有过敏史、心脏病、高血压、肝肾功能不全、孕期和哺乳期妇女,应慎用或忌用。

119. 类风湿性关节炎怎样应用糖皮质激素类药物进行治疗?

治疗类风湿性关节炎的激素种类较多,主要是糖皮质激素,可全身应用,亦可关节内注射。具体应用如下:

(1)全身应用剂量:糖皮质激素治疗类风湿性关节炎的用量,多是根据病程,严重程度,全身情况和预后来决定,而不是根据年龄大小和体重决定用量(表4)。

表4 类风湿性关节炎常用的糖皮质激素剂量(日)

药 物	对等量	开始量	维持量	递减量	反馈抑制量
			(毫克)		
氢化可的松	20	100~240	20~40	1/4	15~30
可的松	25	100~300	25~50	1/4	20~35
强的松	5	40~60	5~10	1/4	15~20
泼尼松龙	5	40~60	5~10	1/4	15~20
地塞米松	0.75	4.5~9	0.75~1.5	1/4	0.75~1.25
甲泼尼龙	4	12~24	2~4	1/4	4~6
去炎松	4	8~16	4~8	1/4	4~8
倍氯米松	0.6	3.6~6.0	0.6~1.2	1/4	1.0~1.5
促皮质素 (ACTH)		50~100单位	6~12.5微克	1/4	

（2）用法：

①急性炎症。分次给药，开始量由病情轻重而定，每日服氢化可的松100毫克～240毫克，或其他对等量激素，分2～4次服完。当关节炎症、体温基本消退后，一般用药3～6周后，开始减少原量的1/4，以后每隔5～7天递减原量的1/4，以至减到维持量（约为原量的1/4～1/8），长期用药6个月～2年。维持量最好改在每日早上8～9时1次服用，若早上1次服药不能控制关节疼痛达24小时，可改为早上8时和下午4时各服1次。

②慢性炎症。采用每日或隔日1次给药，每日1次按表中所规定的开始量，于每日上午8～9时1次服用；隔日1次即将2日的开始量或1日量于第一日的开始量服用。第二日不服药。隔日服药的最大优点是对肾上腺皮质和垂体功能无反馈抑制作用或抑制较轻，便于减量和停药。

③冲击治疗。适用于重症类风湿性关节炎、血管炎等，常用地塞米松20毫克～40毫克/日甲泼尼龙800毫克～1 000毫克/日，加入100毫升～200毫升生理盐水中，在1～2小时内静脉点滴，每日1次，连用3～5日后，改为常规量强的松等治疗。

④关节内注射。适用于全身症状已控制，仅遗留1～2个关节或局部炎症时，一般5～10日注射1次，10次为1个疗程，第二个疗程宜休息3个月后，再行治疗。连续注射3次无效即停止注射。注射时应严格无菌操作。在大关节注射时应在局麻下进行，准确进入关节腔，注药前将滑液或渗出液尽可能全部抽出，备做化验检查，再注射药物。注意事项：关节内注射糖皮质激素，制剂必须精纯，否则引起骨质疏松和骨无菌性

坏死及软骨退化(类固醇微结晶体所致)。关节内忌用乙醇制剂注射。关节内注射的糖皮质激素不纯,可导致关节内出血,关节周围软组织钙化和萎缩,肌腱破裂和神经麻痹等。类风湿关节炎关节局部注射糖皮质激素剂量见表5。

表5 类风湿性关节炎关节局部注射糖皮质激素剂量表

药　　物	大关节	中关节	小关节	滑囊	腱鞘	腱鞘囊	软组织内
	(毫克/次)						
醋酸氢化可的松	50～125	25～50	5～25	10～20	5～10	10～15	50～80
醋酸氢化泼尼松	20～30	10～20	5～10	10～20	5～10	10～20	20～30
醋酸甲基氢化泼尼松	20～80	10～20	5～10	10～20	20～30	20～50	20～80
丁乙酸氢化泼尼松	20～30	10～20	5～10	10～20	5～10	10～20	20～30
磷酸钠氢化泼尼松	20～30	10～20	5～10	10～20	3～5	5～10	10～20
磷酸钠地塞美松	5～10	4～6	2～4	4～6	4～6	5～8	6～10
氟羟氢化泼尼松	5～15	5～10	2.5～5	5～10	5～10	5～10	10～20

注:小关节:指间、掌指、跖趾、肩锁、胸锁、椎间、骶髂等关节

中关节:肘、腕、颞颌、桡腕、跗等关节

大关节:膝、踝、肩、髋等关节

⑤离子导入。病变局部可的松离子导入疗效也较好,而且减少副作用。

⑥禁忌证。严格掌握糖皮质激素的适应证,防止滥用。过敏体质、严重溃疡病、骨折、孕妇、哺乳期者,应慎用和忌用。

120.糖皮质激素类药物有何副作用? 怎样处理?

(1)副作用:①内分泌系统。表现有肾上腺皮质功能不全或部分萎缩,或垂体功能减退,导致可的松的正常分泌量不足等。②神经系统。头昏、头痛、失眠、多梦、视力模糊、精神异常,甚至出现可逆性脑萎缩和致死性脑缺血。③消化系统。食欲

亢进,上腹部烧灼感,胃酸增多,胃十二指肠溃疡,胃肠道出血、穿孔,肝、脾肿大,胰腺炎,肝硬化,肝坏死,胆管出血等。④心血管系统。高血压和血压升高、心动过速、束支传导阻滞、心力衰竭、脉管炎、心肌炎、心绞痛。⑤造血系统。红细胞、白细胞总数,中性粒细胞和血小板增多,嗜酸粒细胞和淋巴细胞减少,血液凝固性增强等。⑥泌尿生殖系统。肾盂肾炎、结节性肾小球硬化、肾结石、肾淀粉样变性、性欲增强、月经异常。⑦运动系统。骨质疏松,加速类风湿骨质破坏,无菌性骨与关节坏死,病理性骨折,肌无力,肌萎缩和肌腱断裂。⑧其他。潜伏性细菌或真菌感染,呼吸道感染,阿米巴扩散,结核复燃或扩散等。

(2)处理:①正规用药,足量(但不是特大量),用法恰当,疗程要够。②逐渐减量与停药。糖皮质激素的用量与制剂种类要相对稳定,不要随意更换与突然停药。③停药前7~15天要加用其他抗风湿药,如阿司匹林,吲哚美辛,保泰松等或中药替代。停用糖皮质激素后继续服用,以控制关节症状,防止肾上腺皮质萎缩或依赖现象发生,对长期用药者,可每月给予促肾上腺皮质激素(ACTH)静脉点滴7日(5%~10%葡萄糖溶液250毫升),或每6小时肌注100~200单位,1次/日。也可在停用糖皮质激素前1~2周开始加用补肝、肾中药,如金匮肾气丸、八味地黄丸、六味地黄丸等。④停药后遇到应激,如分娩、传染病、大手术、创伤、严重感染时,短时间内再用大量激素治疗,以防休克。⑤饮食上要高蛋白、低糖、低脂肪、高维生素、绿叶蔬菜等。⑥每月口服常量维生素 K 3~5 日,以防凝血机制紊乱。⑦服药期间出现胃酸增多时,应加服抗酸药,如氢氧化铝、胃舒平、雷尼替丁、氧化镁、乐得胃、胃必治、颠茄类、普鲁苯辛等。胃肠道有大出血或穿孔时,应及时手术治疗。

诱发胰腺炎时应及时禁食,抗感染和中医中药治疗。如发生溃疡可加用甲氰咪胍、奥美拉唑、米索前列醇或罗沙前列醇等防治。⑧供给高蛋白饮食与促蛋白合成激素、钙剂、维生素 D、氟化物、性激素、生长激素以及加强运动锻炼,多在室外活动,对防治骨质疏松和小儿生长发育等有效。⑨血压升高或高血压病时,应服降压和利尿药;服用糖皮质激素期间,适当限盐,采用低盐饮食;出现水肿后,应给予适量氯化钾口服;出现紫癜用维生素 K、维生素 B_6、维生素 P 等;出现静脉炎用低分子右旋糖酐,防止心肌坏死,可用大量维生素 C 片、卤碱、钾盐等。⑩出现糖尿病时,可服用消渴丸、优降糖、降糖灵、二甲双胍、达美康等,如血糖继续升高,可用胰岛素治疗。要定期查尿糖、血糖。⑪出现手足抽搐时,应服钙剂或肌注维生素 D_3 治疗。⑫病人出现低血压危象应及时用升压药,静脉点滴地塞米松或大剂量氢化可的松、抗生素等。

121. 类风湿性关节炎常用辅助治疗药物有哪些?

辅助治疗药物是类风湿病人在治疗期间不可缺少的,它能减轻类风湿病人用免疫和抗炎等药物治疗时的毒副作用,减轻机体对药物的反应,增强机体营养,也是根据类风湿病人在治疗期间的反应,采用的对症治疗。

(1)**降钙素**:每日 20～50 单位,或每周 50～100 单位,皮下或肌内注射,或鼻腔喷雾,6～12 个月为 1 个疗程。

(2)**硫酸软骨素**:又名康得灵,硫酸软骨素 A 钠。每日 0.9 克～1.8 克,分 2～3 次服;肌注 40 毫克～80 毫克/次,每日 1～2 次。3～6 个月为 1 个疗程。

(3)**阿法骨化醇(阿法 D_3)**:口服,每日 0.25 微克～0.5 微克,儿童初始量为 1 微克/日,老年人 0.5 微克/日,维持量

0.25微克～1微克/日。

（4）维生素 E（生育酚）：每日 2 次，每次 50 毫克～100 毫克，饭前 15 分钟服用。国外主张大剂量每日 300 毫克，治疗红斑性狼疮和皮肌炎用 600 毫克～1 000 毫克/日，5 个月后才显效。也可用其溶液肌内注射。注意不要与铁剂或富含铁剂的食物及泻药同用。也不可与维生素 K、洋地黄、肝素同用。

（5）维生素 B_1：每日 3 次，每次 20 毫克；肌注 50 毫克～100 毫克/日。

（6）维生素 B_2：每日 3 次，每次 10 毫克。

（7）维生素 B_6：每日 3 次，每次 20 毫克。

（8）维生素 C：每日 3 次，每次 200 毫克～400 毫克；静滴可用至 1 克～2 克/日。

（9）维生素 A、D 胶丸（鱼肝油丸）：成人每日 1 丸，每日 2 次；儿童用滴剂，预防量，每日 3～6 滴，治疗量每日 15～30 滴。肌注成人与儿童均为 0.5 毫升～1 毫升，每日 1 次。

（10）复合维生素 B：每日 3 次，每次 2 片。

（11）九维他片：每日 1～2 次，每次半片或 1 片。

（12）21 金维他片：每日 1 次，每次 1 片。

（13）超氧化物歧化酶（SOD）：关节腔内注射，以生理盐水溶解，每周注射 1 次，每次 4 毫克～8 毫克，连用 6 周为 1 个疗程。肌内注射，隔日 1 次，每次 4 毫克～8 毫克，每周 3 次。口服易被胃酸破坏而失活无效。

（14）肝素：皮下注射，每日 3 次，每次 1 000 单位，15～20日为 1 个疗程；肌内注射，每日 1 次，每次 5 000～10 000 单位；静脉滴注，每日 1 次，每次用 5 000～10 000 单位，加入 5%葡萄糖溶液或生理盐水 100 毫升内，每分钟 20～30 滴；关节内注射，间隔 2～3 日注射 1 次，每次 2 000～3 000 单位，最多不超过 10 000 单位,连续注射 3～5 次为 1 个疗程。

注意事项:用药期间应测凝血酶原时间,以监护用药量,若凝血酶原时间比用药前增加 2～3 倍,说明用量合适,否则应增加或减小用量。总量每日不超过 2.5 万单位。应避免与水杨酸类、布洛芬、潘生丁、右旋糖酐、保泰松类同用,因阿司匹林等可抑制血小板聚集。

(15)性激素:男性类风湿性关节炎患者,口服羟甲烯龙(康复龙),每日 2.5 毫克～5 毫克,分 1～2 次服用,或吡唑甲基睾丸素,每日 2 毫克～4 毫克,分 1～2 次服用。女性类风湿性关节炎患者,口服己烯雌酚,每日 0.1 毫克,隔日 1 次,或尼尔雌醇,每月 1 次,每次 2.5 毫克～5 毫克。总疗程 6～12 个月至 2 年。

注意事项:口服性激素的同时,每日要补钙 300 毫克～500 毫克。间断适量用甲状旁腺素也有益。大豆食品可以替代雌激素,国外学者认为 100 克大豆含有 100 克植物雌激素。

以上辅助治疗药物,应根据患者的具体情况,有针对性地选用。

122. 何谓类风湿性关节炎联合药物治疗?

类风湿性关节炎的联合用药亦称联合治疗,或联合药物疗法。是当前类风湿病治疗演变的趋势。目前国内外联合用药方案大同小异,由于药物的毒性大,2 种药或 3 种药相加,毒性和副作用相加,病人有时很难承受,因此联合药物治疗成功与否,取决于药物毒性大小,2 种药或 3 种药的剂量的多少,病人出现的毒副作用有极大的关系。国外还提出"金字塔"治疗方案,有赞同,也有反对,目前都在争议当中。在 1985年全国第二次风湿病学术会议上,提出了有关类风湿早期即应合理而有计划地选用速效药和慢效药同时联合用药的主张,即"速效慢效齐步走,病情缓解减速效,稳定治疗不间断,何药治疗因人异"。免疫疗法能迅速控制或中止类风湿自身免疫反应于早期,并达到消退关节肿痛和控制关节滑膜炎症的目的。通过临床中西医药和复方制剂治疗,效果稳定,可使类风湿病长期缓解、控制和临床治愈。

自20世纪90年代以来,国内外对类风湿病联合用药的疗效反复筛选,联合用药较以前合理,副作用小,效果好,但必须在临床医师的指导下进行联合用药治疗。

123. 类风湿性关节炎的药物治疗为何要在医师指导下进行?

类风湿性关节炎的药物治疗是主要的治疗手段,合理与足量的用药有助于疾病早日治愈,如用药不合理或药物选择不当、用量不足,不但不利于疾病的治疗,甚至延误病情,产生耐药性,给病人带来不必要的痛苦。

抗风湿类的药物很多,每类药物都有自身特定的理化性质,如药物要避光保存、防潮湿、防融解,药物在体内的半衰期,服药后在血中浓度维持多长时间,药物的协同与拮抗作用,口服药物经胃酸的化学反应,哪些药物有哪些毒副作用,什么人适用于哪种药物,何时服用,这些问题病人都不太了解。用药前,医师还必须了解病人已患病多少时间,用过什么药,治疗效果怎样,有哪些副作用。再根据病人病情不同,个体差异,个人的耐受性而确定治疗方案。所以,每一位类风湿性关节炎病人的用药是有很大差异的,如一种药物用于同龄而不同体质、不同性别的人,其药物浓度及剂量也是有区别的。因为类风湿属疑难杂症,治疗相对比较困难,一旦药物掌握不好,或者对药性不熟悉而混用,可能给病人造成其他的痛苦,所以药物治疗必须在医师指导下使用。

124. 中医对类风湿性关节炎如何辨证?

祖国医学对本病发病的原因,强调人体的内在因素,即由于体质虚弱、气血不足,或劳累过度,肌肤毛孔疏松,营卫不固,外邪乘虚而入,流注经络、肌肉、关节,致使气血凝滞,阻塞不通,不通则痛而出现关节疼痛、活动不利。至于外因则与气候条件、生活环境有关,主要为风、寒、湿邪的侵犯。《内经》说:"风、寒、湿三气杂至,合而为痹也。"说明了气候变化无常,冷热交错,或居处潮湿、寒冷或涉水、淋雨、受风等,使风、寒、湿邪乘机体抵抗力低时侵入人体,注入经络,留于关节,使气血凝滞而为痹。由于各人体质不同,病邪各有偏盛,患病轻重也有所不一。类风湿性关节炎属于中医顽痹的范畴,多是由肝肾不足、邪阀痰浊阻于关节所致。由于病因及发病机制比较复杂,中医的治疗重点采用补益肝肾,化瘀祛痰、通络止痛等方法。"痹者,闭也",即闭塞不通,古人云"通则不痛,不通则痛"。故治疗上以通则不痛为原则。类风湿性关节炎是一个全身性、慢性顽症,治疗上决非是一方一法或一药所能解决的,应根据病情变化,采用各种不同的治疗手段,多途径、多环节、多层次地进行综合治疗。利用各种治法之长,中西医结合,内外并用,广开视野,博采众法,控制病情,使病人尽早康复。

125. 中医对类风湿性关节炎如何辨证施治?

(1)早期风寒湿型:病人表现晨起关节僵硬,以四肢小关节为主,肿痛、屈伸不利,可伴有恶寒发热,汗出不畅或无汗,脉浮,舌苔薄白等。

治法:祛风散寒除湿,佐以和营活血。

方药:麻附杏甘汤加减。

处方1:生麻黄15克(后下),白术12克,薏苡仁、鸡血藤、金雀根各30克,熟附子、桂枝、生甘草各9克。每日1剂,每剂煎3次,每次200毫升,热时服用。禁食酸、冷,忌着冷水、受凉。

处方2:黄芪、薏苡仁各30克,川芎、当归各15克,麻黄、防风、制川乌、防己、白术各12克,羌活、独活、苍术、木香、甘草各9克。用法同方1。

处方3:生麻黄、白术各15克,制川乌、川芎、桂枝、羌活、当归各12克,黄芪、白芍、薏苡仁、鸡血藤各30克,防风、防己、甘草各9克。用法同方1。

外用熏洗方:生川乌、生半夏、生南星、生草乌、乳香、没药、细辛、白芷、露蜂房各20克,威灵仙、生大黄、透骨草各30克,冰片9克(后下)。水用2000毫升,加上药煮沸20分钟后,将煎液置容器,待不烫后,将患肢(指、趾)放入容器内,边熏、边洗。每日2~3次,每次30~50分钟,使全身发热出汗为佳。

(2)风湿热型:病人早期表现为四肢小关节呈对称性红、肿、热、痛,晨起关节僵硬,活动后好转,屈伸不利,得冷则舒,痛不可触。可兼有发热、惧风、口渴、烦闷不安,舌苔黄燥,脉滑数。

治法:清热通络,祛风除湿。

方药:白虎桂枝汤加减。

处方1:生石膏60克(先煎),知母、白术各12克,桂枝、生甘草各9克,金雀根、鸡血藤各30克,威灵仙、防己、桑寄生、土茯苓各9克。每日1剂,每剂煎3次,每次200毫升,热时服用。禁食酸冷食品,忌着冷水、受凉。

处方 2:生石膏 100 克,知母、白术各 15 克,黄柏、牛膝各 12 克,苍术 10 克,桂枝、生甘草各 30 克。用法同方 1。

在服用中药的同时用中药外用熏洗方治疗。

(3)肝肾不足,气血亏虚:此时病变处中期,肝肾亏虚,肾气不足为主,气虚不能推动血液运行则见血瘀,气血虚衰,气机郁滞,脉络不畅,则邪留关节、经络而成顽痹。表现四肢关节肿胀、疼痛、屈伸不利、乏力、心悸,舌质淡,脉沉细。

治法:补肝益肾,补益气血。

方药:黄芪汤加减。

处方:生黄芪、狗脊、白芍、延胡索、薏苡仁、猪苓、茯苓、鸡血藤各 30 克,莪术、当归、补骨脂、骨碎补各 15 克,熟地黄 12 克。如疼痛重可加乌梢蛇 15 克,青风藤 30 克。每日 1 剂,每剂煎 3 次,每次 200 毫升,热时饮服。禁食酸冷食品,忌着冷水、受凉等。

在服用上述汤药时加用外用熏洗方治疗。

(4)痰瘀痹阻,内脏亏损:此时病变处中期,肝脾肾三脏器受损,湿邪入侵及脾虚不能运化水湿,形成痰浊、瘀血痹阻之证。表现关节僵硬、畸形、刺痛,关节周围皮肤颜色变深变暗,皮下可有结节。舌紫暗或见瘀点,苔白腻,脉沉细而弦涩。

治法:活血祛瘀,化痰通络,佐以补肝益肾,益气健脾。

方药:黄芪南枝汤加减。

处方:生黄芪、薏苡仁、猪苓、延胡索、鸡血藤、金雀根、狗脊、莪术各 30 克,制南星、川芎、白芥子、三棱、炮穿山甲各 15 克,露蜂房 9 克。如关节肿胀冷痛,加制川乌、制草乌各 12 克,鹿角粉 9 克(冲服)。用法同黄芪汤加减。

服汤药时可服蝎蜈胶囊。或每日用全蝎、蜈蚣各等份研粉,每次 3 克吞服。

中药外用熏洗方加干姜 15 克,肉桂 12 克,生白芥子 30 克。

(5)脾肾阳虚,阴寒凝滞:病人病变处于中期,肝脾肾三脏器受损,正气不足,可有偏阴盛、阳盛的不同表现,如关节肿痛、遇寒痛剧、得热痛缓、关节畸形、神疲乏力,腰膝酸软,舌质淡、苔白,脉沉弦。

治法:温补脾肾,散寒活血通络。

方药:阳和汤加减。

处方:鹿角粉(冲)、白芥子、补骨脂、骨碎补各 15 克,生黄芪、炙黄芪、鸡血藤、狗脊、熟薏苡仁、延胡索各 30 克,制川乌、肉桂、熟地黄各 12 克,生麻黄(后下)9 克。中药用法同前。

中药外用熏洗方加生黄芪、金雀根各 60 克。

(6)阴虚热郁,痰瘀互结:病人病变处于中期,肝肾不足,素体阴虚,邪热久恋或邪从热化,热盛伤阴,病人长期服用辛热温燥之品,合用糖皮质激素,均可出现阴虚内热之证。关节疼痛、肿胀、夜间加重,严重者关节畸形、肢体麻木等,舌红少津,脉沉细而弦数。

治法:滋阴清热,佐以活血化痰,通络止痛。

方药:左归饮加减。

处方:生地黄、赤芍、猪苓、茯苓、薏苡仁、延胡索、鸡血藤各 30 克,首乌、女贞子、旱莲草各 20 克,熟地黄、炮穿山甲各 15 克,山茱萸 12 克。关节痛甚者加青风藤 30 克或乌梢蛇 15 克。用法同前。

服用汤药同时可用中药熏洗患部。

方药:桂芍知母汤加减。

处方 1:白芍、薏苡仁、忍冬藤、延胡索、茯苓、猪苓、狗脊、鸡血藤、金雀根各 30 克,桂枝、知母各 12 克,白芥子、骨碎补、补骨脂、炮穿山甲各 15 克。

处方 2：知母、桂枝各 12 克，忍冬藤、白芍、狗脊、茯苓、薏苡仁、猪苓、威灵仙、鸡血藤、延胡索各 30 克，黄柏 10 克，补骨脂、骨碎补、炮穿山甲、白芥子各 15 克，炙甘草 9 克。每日 1 剂，每剂煎 3 次，每次 200 毫升。还可配合中药熏洗治疗。

(7)类风湿性关节炎晚期中医治疗：因发病日久，病程长达数年或数十年，病人气血耗伤，肝脾肾亏损，阴阳俱虚，同时邪毒久羁，瘀血痰浊凝于关节，深入骨骼，骨质破坏，经络闭塞不通，以至关节变形残疾等。

治法：养肝强筋，培补脾肾，逐瘀祛痰，通络止痛。

处方 1：生黄芪 60 克，仙灵脾、制南星、仙茅、川芎各 15 克，白芥子、晚蚕沙各 15 克，生地黄、薏苡仁、茯苓、猪苓、延胡索各 30 克，鹿角粉(冲)、龟版(冲)各 12 克。中药汤剂用法同前。

处方 2：全蝎、蜈蚣、乌梢蛇各焙干研粉，各等份装胶囊，每次 2 粒，每日 3 次，吞服。

类风湿性关节炎晚期除用上述中医汤药、散剂等，还应配合理疗、按摩、日常生活功能训练、心理治疗等综合措施。

126. 治疗类风湿性关节炎有哪些偏方、单方？

人们在日常生活中，总结了许多治疗类风湿性关节炎的偏方、单方，经在临床上应用，取得了较好的效果。现介绍如下：

(1)地鳖虫

组成与用法：地鳖虫 6 克～10 克，温火焙干研细末。用酒送服，每日 2 次，每次 3 克～4 克。

功效：疏经活络、活血化瘀。适用于类风湿性关节炎的亚急性、慢性、缓解各期。

（2）蜈蚣酒

组成与用法：活蜈蚣 3～5 条或干品 20 克，置于白酒 500 毫升中，密封 7～10 日后可饮用。每日 2 次，每次 10 毫升～15 毫升。

功效：疏经通络、活血化瘀。适用于各型类风湿性关节炎。

（3）枫蛇酒

组成与用法：乌梢蛇、蕲蛇各 100 克，干枫荷梨根 150 克，金线白花蛇 3 条。共置容器中，加白酒 600 毫升～1 000 毫升，密封 1 个月后饮用。每次 30 毫升～50 毫升，每日 3 次。

功效：祛风除湿、通络止痛。适用于各型类风湿性关节炎。

（4）阴石蕨饮

组成与用法：鲜阴石蕨 150 克～200 克或干品 100 克，也可加猪脚爪 1 只（或羊脚爪 2 只），红糖 10 克。炖至中药和肉烂熟，出锅食用。每日 2～3 次，每次 30 克～50 克，喝汤吃肉。

功效：温经通络、活血止痛。适用于各种痹证。

（5）桑葚酒

组成与用法：新鲜桑葚、红糖各 500 克，鲜桑枝 1 000 克，白酒 1 000 毫升。将桑枝洗净，晾干水分，切成 2 厘米长小节，与桑葚、红糖一同入酒中浸泡，1 个月后饮用。每日 2 次，每次 30 毫升～60 毫升。

功效：补肝肾、祛风湿、利血脉。适用于痹证有热象者。

（6）三蛇酒

组成与用法：乌梢蛇、生地黄、冰糖各 500 克，大白花蛇 200 克，蝮蛇 100 克，白酒 1 000 毫升。生地黄洗净切片与三蛇、冰糖置酒中，密封 1 个月后饮用。

（7）乌头汤

组成与用法：制川乌、制草乌各 10 克，麻黄、甘草各 6 克，归尾、白芍、牛膝、木瓜、黄芪、五加皮各 15 克，细辛 3 克。每日 1 剂，水煎服，分 3 次服用。

功效：祛寒除湿、通络止痛。适用于痹证。

(8)荆地细辛汤

组成与用法：生地黄 30 克，花粉、牛膝、徐长卿各 12 克，蜈蚣 3 条，荆芥、七叶一枝花各 9 克，细辛 5 克。每日 1 剂，水煎服，分 3 次服用。

功效：通络散瘀，舒筋止痛，补肝益肾。适用于类风湿性关节炎慢性期、缓解期和稳定期。

(9)黄芩延汤

组成与用法：生黄芪 60 克，生地黄、茯苓、猪苓、薏苡仁各 30 克，首乌、女贞子、旱莲草各 20 克，制南星、当归、白芥子、川芎、延胡索、补骨脂、骨碎补各 15 克，鹿角粉、鳖甲（冲）各 12 克，炙甘草 9 克。每日 1 剂，每剂煎 3 次，每次 200 毫升。

功效：舒筋活络，散瘀止痛，养肝强筋，培补脾胃。适用于类风湿性关节炎慢性期、缓解期和稳定期。

127. 类风湿性关节炎常用中成药(方)有哪些？

(1)尪痹冲剂

用法：口服，每次服 1 袋，每日 2～3 次，饭后服用。小儿用药遵医嘱或酌减。

主治：正虚邪实之痹证。表现为关节肿痛、发沉、麻木、腰膝酸软、畏寒喜暖、手足不温，重则关节肿大、变形、屈伸不利，进而关节强直、筋缩肉卷、肌肉瘦削，足跛不行、胫曲不伸，脊以代头，舌淡，苔白滑，脉滑细。

注意事项：孕妇慎用。

（2）寒湿痹冲剂

用法：口服，每次1～2袋，每日2～3次，饭后服用。小儿酌减，或遵医嘱。

主治：寒湿痹证阻络。表现为肢体关节冷痛、沉重或肿胀、局部畏寒、皮色不红、触之不热、遇寒痛甚、得热痛减。舌体胖，舌质淡暗，苔白腻或白滑，脉弦紧，或弦缓，或沉迟。

注意事项：孕妇慎用。

（3）瘀血痹冲剂（胶囊）

用法：饭后口服，每日2～3次，每次1～2袋冲服或服6粒。小儿量遵医嘱，或酌减。

主治：瘀血痹阻络证，表现为关节肌肉疼痛剧烈，多呈刺痛感，或久痛不已，或痛处不移、拒按、局部肿胀，可有硬结或瘀斑，或面色晦暗、肌肤干燥、指甲无泽，舌质紫暗有瘀斑，脉细涩。

注意事项：孕妇忌服。

（4）寒热痹冲剂（胶囊）

用法：口服，每日2～3次，每次1～2袋或6粒，饭后用开水或汤服用。小儿酌减或遵医嘱。

主治：痹证之寒热错杂证。表现为关节、肌肉肿痛，触有热感，喜温畏寒，或肌肤关节肿痛，触之不热，但自觉发热，舌苔或黄或白，或黄白相兼，脉弦数，全身发热不明显。临床多用于风寒湿痹邪初化热阶段。

注意事项：孕妇慎用。

（5）湿热痹冲剂（片）

用法：口服，每日3次，每次1～2袋或6片，饭后用开水或菜汤服用。小儿量遵医嘱或酌减。

主治：痹证湿热阻络证，表现为关节肌肉疼痛，局部灼热红肿,得冷则舒,痛不可触,关节屈伸不利,甚则步履艰难,不能活动,可波及 1 至多个关节。并多兼有发热、口渴、烦闷不安等全身症状。舌苔黄腻或黄燥,脉滑数。

注意事项:忌辛辣油腻之物,孕妇慎用。

以上(1)～(5)方为全国中医学会内科分会痹证学组协定处方。辽宁省药品标准(1985 年)。

(6)益肾蠲痹丸

用法:每日 3 次,每次 8 克,疼痛较甚者可用 12 克,饭后用开水或汤送下。小儿量酌减或遵医嘱。

主治:主治顽痹,关节疼痛反复发作,经久不愈,筋挛骨松,关节僵硬变形,汗出怯冷,腰膝酸软,甚至尻以代踵,脊以代头,苔薄、质淡,脉沉、细弱。

注意事项:温热偏盛者慎用,孕妇禁服。

本方为南通名医朱良春治疗顽痹的专用方。

(7)痹苦乃停

方剂:制川乌 190 克,薏苡仁、制草乌各 100 克,制乳香、制没药各 150 克,制马钱子 50 克,生地黄 200 克。加工成粉末,分包备用。

用法:成人每日 4 次,每次服 5 克,饭后服用,病情重者可逐渐加大剂量。连续服用 3 个月为 1 个疗程。初服宜从小量开始,逐渐加大剂量。

主治:类风湿性关节炎寒湿型。表现为关节晨僵、肿痛、活动时加剧、痛有定处,全身畏寒怕冷、关节部发凉,阴天遇寒冷肿痛加重,得温则减,舌淡或暗红,苔白或腻,脉沉紧或沉缓。

注意事项:阴虚阳盛,热证疼痛者忌服,孕妇、心功能不全、心律失常者禁用。

(8)痹隆清安

方剂:萆薢、生地黄各 200 克,制马钱子 50 克,制乳香、制没药各 150 克,薏苡仁、桂枝各 100 克。一同加工成粉末,备用。

用法:同"痹苦乃停"。

主治:类风湿性关节炎湿热型。表现为关节局部红肿、疼痛、屈伸不利、遇凉痛减,常伴发热、出汗、口干,舌质偏红,苔白干或黄燥,脉数或沉数。

注意事项:孕妇、高热、体质虚弱、癫痫等病人忌服。

(9)正清风痛宁

用法:口服,每日 3 次,每次 1~4 片。或首次服 2 片,每日 3 次,服 3 日后若无不良反应,可增至每次 3~4 片,饭后服或遵医嘱。1 个月为 1 个疗程。类风湿病人可连服 2~3 个疗程,病情缓解后,仍要继续服用一段时间,以巩固疗效,剂量可适当减少。

注意事项:长期较大剂量服用者,要注意血常规与血糖变化,如有白细胞减少现象,停药后可恢复,对有药物过敏、哮喘、孕妇、哺乳期妇女应慎用。

(10)复方风湿宁

用法:口服胶囊(片),每日 3 次,每次 2 粒(片),餐中或餐后立即服用。当关节肿痛减轻后或开始服用不易耐受者,每次 1 粒,每日 2~3 次;小儿用量酌减为 1/4~1/2,1 个疗程为 1~3 个月。

注意事项:本药为中西药组成复方制剂,治疗类风湿性关节炎疗效相对稳定,副作用少,疗效明显优于吲哚美辛和目前临床应用的抗风湿药。

副作用:用药时间长时,常见副作用有消化道、神经系统、造血系统与高血压、过敏、肾功能损害,应及时减量或停药,上述系统与症状均缓解与消失。

目前各地也有一些治疗类风湿的中成药,如归元精、英平诸痹灵系列药,对治疗风湿和类风湿都有一定的作用,但尚未全面上市。

128. 老中医治疗类风湿性关节炎有哪些经验方?

(1)胡奇云治疗类风湿性关节炎分二型论治

①肝肾两虚夹寒湿型。治以祛寒燥湿通络。方用熟地黄、龟版各 30 克,骨碎补 20 克,首乌、北黄芪、熟附片、桂枝、鹿角胶(烊冲)、海风藤各 15 克,田七、地龙各 10 克,蜈蚣 3 条,甘草 6 克。水煎服,每日 1 剂,每剂煎 3 次,分 3 次服,每次 100毫升～150 毫升。1 个月为 1 个疗程。

②肝肾两虚夹湿热型。治以清热利湿泻火。方用熟地黄、龟版、络石藤各 30 克,首乌、桑枝、知母、北黄芪各 15 克,地龙、田七片各 10 克,黄柏 9 克,蜈蚣 3 条,甘草 6 克。水煎服,每日 1 剂,每剂煎 3 次,分 3 次服,每次 100 毫升～150 毫升。1 个月为 1 个疗程。

(2)姜华按急性发作与缓解二型论治

①急性炎症期。以清热养阴,润筋通络方为主。方用生地黄、赤芍、忍冬藤各 30 克,络石藤、鸡血藤、秦艽各 20 克,当归、金刚刺、虎杖各 15 克,丹皮、牛膝各 10 克,乳香、没药各 5克,甘草 6 克。舌红绛,伴鼻出血或齿龈出血者,可加鳖甲、紫珠、水牛角各 9 克;如口干涩症状明显者,可加枸杞子、麦冬、石斛各 9 克。水煎服,每日 1 剂,每剂煎 3 次,分 3 次服,每次100 毫升～150 毫升。1 个月为 1 个疗程。

②缓解期。以中药左归饮加减,采用熟地黄、山药、山茱萸、女贞子、墨旱莲、金刚刺各 15 克,生地黄、赤芍各 30 克,秦

芪、鸡血藤各 20 克,枸杞子、茯苓各 10 克,甘草 3 克。水煎服,每日 1 剂,每剂煎 3 次,分 3 次服,每次 100 毫升~150 毫升。1 个月为 1 个疗程。

(3)王继学分三型论治

①寒湿痹阻型。方用制川乌、桂枝、生麻黄各 6 克,附子、细辛、甘草各 3 克,茯苓、桑寄生各 15 克,威灵仙、白芍、川牛膝、猪苓各 12 克。水煎服,每日 1 剂,每剂煎 3 次,分 3 次服,每次 100 毫升~150 毫升。1 个月为 1 个疗程。

②湿热瘀阻型。方用薏苡仁 20 克,宣木瓜 15 克,汉防己、苍术、黄柏、土茯苓、独活、海桐皮各 12 克,松节 10 克,甘草 3 克。水煎服,每日 1 剂,每剂煎 3 次,分 3 次服,每次 100 毫升~150 毫升。1 个月为 1 个疗程。

③痰瘀痹阻,内脏亏虚型。方用鸡血藤、首乌藤各 20 克,赤芍、川芎、白芥子、广地龙各 12 克,黄芪、当归、桃仁、红花、制南星各 9 克,半夏、蜈蚣、全蝎各 6 克,甘草 3 克。水煎服,每日 1 剂,每剂煎 3 次,分 3 次服,每次服 100 毫升~150 毫升。1 个月为 1 个疗程。

(4)蒋绍义分为周围型与中央型论治

①气虚(肾气虚)血瘀,湿留关节周围型。治法以补肾活血,祛风利湿,强筋散结为原则。方用生黄芪 40 克,桑枝、怀牛膝各 20 克,淫羊藿、桂枝、乌梢蛇各 15 克,川芎 12 克,砂仁、雷公藤各 10 克,松节 10 节,仙茅 9 克,红花、细辛各 5 克。关节肿胀明显加薏苡仁、防己各 10 克;热象显著加生地黄、滑石、白花蛇舌草各 10 克;疼痛甚者加三棱、莪术各 10 克,蜈蚣3 条,全蝎 6 克;肢节怕冷,得热痛减者加附片 20 克,川乌 6克,甘草 3 克。水煎服,每日 1 剂,每剂煎 3 次,分 3 次服,每次100 毫升~150 毫升,1 个月为 1 个疗程。

②阴阳两亏,痰血凝集混合型。本型病人病情较重,具有周围型和中央型的特点,治法以滋肾活血,清热逐痰,消肿止痛,软筋散结为原则。方用乌梢蛇、山茱萸各 20 克,鹿角片(冲服)、地骨皮、淫羊藿、知母、雷公藤、穿山甲、红花、神曲各 15 克,三七 20 克(研细冲服),白芥子、胆南星、砂仁、土鳖虫各 10 克,黑蚂蚁 7 克(瓦片焙干研粉冲服)。关节疼痛较剧者加全蝎 5 克;得热痛减有寒象者去知母、地骨皮,加制附片 20 克,桂枝 15 克,川乌 6 克;肢体麻木,苔白厚腻,脉濡滑者加桑枝 15 克,薏苡仁、防己、僵蚕各 10 克,细辛 6 克;关节红肿热痛明显,伴发热,口干,烦躁,苔黄厚腻,脉数或滑数者,去鹿角片,胆南星,酌加生地黄、黄柏、忍冬藤各 15 克,白花蛇舌草 10 克。用法同前。

③阳虚(肾阳虚)寒凝,湿阻腰腿中央型。治以温肾活血,祛风通络,散瘀逐邪为则。方用鹿角片(冲服)、仙茅、赤芍、砂仁各 10 克,杜仲、狗脊、淫羊藿、雷公藤、丹参各 15 克,红花 6 克,甘草 3 克,乌梢蛇 20 克。不规则发热者加知母 15 克,地骨皮、滑石各 10 克;脉搏快加柏子仁、当归各 15 克,石斛 10 克;寒象甚者加制附片 20 克,川乌 9 克;气虚者加黄芪 20 克,沙参、玉竹各 10 克;血虚者加当归、熟地黄各 15 克,阿胶 10 克。用法同前。

(5)谢建华分五型论治

①风寒型。以疏风散寒,化痰通络。方用制川乌 15 克(沸水先煎 30 分钟),麻黄 10 克,羌活、独活、桂枝、鸡血藤各 12 克,威灵仙 15 克,豨莶草、姜黄各 20 克,炙没药 6 克。关节痛甚加全蝎 3 只,蜈蚣 2 条,甘草 6 克。每日 1 次,水煎 2 次,每次 100 毫升～150 毫升,分 3 次服,1 个月为 1 个疗程。

②寒热错杂型(亚急性期)。治以清热散寒并用,通经活络

止痛。方用金银花、连翘、鸡血藤各 20 克,赤芍 15 克,桂枝 12 克,鹿角霜 10 克。热重加桑枝、忍冬藤各 15 克;寒重加麻黄、细辛各 6 克,制附子 30 克(沸水先煎 60 分钟后下其他药)。

③气血两虚型(亚急性后期)。治以益气补血,舒筋活络。方用黄芪 30 克,熟地黄、鸡血藤、忍冬藤各 20 克,当归、桂枝、白术各 12 克,附子 10 克,甘草 6 克。

④湿热阻络型。治以清热祛风,利湿活络,消肿止痛。方用生石膏(先煎 30 分钟)、薏苡仁各 30 克,防己、忍冬藤、鸡血藤各 20 克,苍术、威灵仙、海桐皮各 15 克,黄柏、独活、羌活各 12 克,知母 10 克,甘草 6 克。

⑤肝肾亏损型。治以益气血,补肝肾,舒筋活络。方用川断、熟地黄、狗脊、云茯苓各 20 克,桑寄生、怀牛膝、炒杜仲、木瓜各 12 克,地龙、白术各 10 克,甘草 6 克。

上述中药水煎服,每日 1 剂,每剂煎 3 次,每日 3 次服,每次 100 毫升～150 毫升,30 日为 1 个疗程。

(6)么远对幼年类风湿性关节炎分三型论治

①寒湿阻络型。治以散寒除湿,活血通络。方用制乌头 3 克～6 克,鸡血藤 30 克,麻黄、桂枝、秦艽、防己、生薏苡仁、丹参各 9 克,熟附子 6 克～9 克,全蝎 5 克,细辛 3 克,甘草 3 克。水煎服,每日 1 剂,每剂煎 3 次,分 3 次服,每次 50 毫升～100 毫升,30 日为 1 个疗程。

②湿热内蕴型。治以清热化湿,通络止痛。方用青风藤、生石膏、桑枝各 30 克,丝瓜络 15 克～30 克,独活、威灵仙、乌药、滑石、薏苡仁、桃仁、红花各 9 克,知母 10 克,甘草 3 克。用法同①。

③肝肾亏虚型。治以滋补肝肾,益气养血。方用生黄芪 20 克～30 克,桑寄生 15 克～30 克,青风藤、海风藤各 30 克,熟

地黄 15 克～20 克,独活、川断、狗脊、牛膝、穿山甲各 9 克,全蝎 5 克,甘草 3 克。用法同①

(7)宋安尼分早、中、晚三型论治

①邪袭肌表型(早期)。治以重剂黄芪配合祛风散寒除湿,温筋通络之品。方用生黄芪 90 克,熟附片、羌活、桂枝、苍术、秦艽、川芎、牛膝、威灵仙各 10 克,乳香、没药、甘草各 6 克。水煎服,每日 1 剂,每剂煎 3 次,每日 3 次服,每次 50 毫升～100 毫升,30 日为 1 个疗程。

②邪郁化热型(中期)。治以重剂黄芪配以寒热并用,通阳行痹之品。方用炙黄芪 60 克,桂枝、白术、熟附片、赤芍、防风、知母各 10 克,白芍、忍冬藤、络石藤、威灵仙各 20 克,延胡索 15 克,麻黄、甘草各 6 克。用法同①。

③久病虚损型(晚期)。治以大剂蜜炙黄芪配以养血活血,补肝益肾及虫类之品。方用蜜炙黄芪 90 克,生地黄、熟地黄、当归、丹参、续断、杜仲、桑寄生、仙灵脾、透骨草、全蝎各 10 克,鸡血藤、乌梢蛇各 20 克,细辛 6 克,蜈蚣 5 条,甘草 6 克。用法同①。

(8)周学平分中、晚二型论治

①阳虚寒凝,痰瘀互结型。用舒关温筋冲剂。方用淫羊藿、制川乌、威灵仙、白芥子、土鳖虫、熟地黄、鸡血藤、川牛膝各等量。研成细末分包,每包 5 克(含生药 16.5 克),每日 3 次,每次 1 包,温开水送服。

②阴虚热郁,痰瘀互结型。用舒关清络冲剂。方用生地黄、制首乌、石楠藤、秦艽、凌霄花、鬼箭羽、胆南星、露蜂房、地龙、薏苡仁各等量。研成细末分包,每包 5 克(含生药 12.5 克),每日 3 次,每次 1 包,温开水服用。

129. 如何用中药雷公藤治疗类风湿性关节炎?

雷公藤又名黄藤草、黄藤、黄药、黄腊藤、红药、红紫根、菜虫药、八步倒、水莽草等。具有免疫调节和抗炎作用。

(1)用药方法

①水煎剂。每日 10 克～15 克,每次加水 800 毫升,煎至 300 毫升,每剂煎 2～3 次,分 3 次加热,饭后服用。

②片剂。每日按每公斤体重 1 毫克,或雷公藤贰,每日按每公斤体重 1 毫克～1.5 毫克,或 60 毫克～80 毫克,最大量每日不超过 90 毫克,分 2～3 次,饭后服用,或雷公藤甲素片,每日 2～3 次,每次 2～3 片。

③冲剂。每日 2～3 次,每次 1 包(每包含生药 12 克)。

④雷公藤总萜离子直流电导入。用 0.5%乙醇溶液或醋酸乙酯提取物酊(阳极导入)。

注意事项:一般先从小剂量开始,无副作用后再加大剂量。若出现副作用时,可间歇性或减量服药。3～6 个月为 1 个疗程,休息 1～2 个月后,再进行第二个疗程,或减量维持 1 年以上。

(2)副作用:上腹部不适,食欲减退,食管烧灼感,口干、口腔糜烂、恶心、呕吐、腹痛、腹泻、便秘、消化道出血,肝脏损害,转氨酶升高;头昏、头痛、乏力、失眠、心悸、耳鸣、嗜睡,淋巴器官萎缩,肾功能衰竭;心肌炎,心律失常;闭经(可呈不可逆性)、月经失调、子宫萎缩、睾丸萎缩、精子减少、男性乳房增大、泌乳;鼻出血,红细胞、白细胞、血小板等减少,再生障碍性贫血;视力模糊、视神经炎、结膜充血,发热、肌肉痛,继发感染,颊痛,腮腺肿大;痤疮、斑丘疹、水疱疹、瘀斑、皮肤瘙痒,面部色素沉着,水肿等。

（3）防治：轻度反应者，一般减量或停药后即可消失。六味地黄丸可减轻月经紊乱和精子减少。出现中毒症状时，应立即停药，催吐、洗胃、导泻。用鲜羊血或鲜鹅血100毫升～300毫升，内服；用杨梅汁或杨梅根水煎服；用黄芩、黄柏、黄连各15克，甘草5克，水煎内服；绿豆100克，甘草10克，水煎服；鲜萝卜汁100毫升，内服；莱菔子250克，水煎服；输液利尿排毒，地塞米松静脉点滴，兴奋剂，对症治疗。注意慎用阿托品类药物解毒。

雷公藤的叶和皮毒性大，临床上多用去皮的木质部分。对有心、肝、肾功能不全和血液病，粒细胞减少和孕妇等，要慎用或禁用。用药期间定期查血、尿、粪常规，心、肝、肾功能。每日剂量不可超过生药40克。

130. 如何用蜂毒治疗类风湿性关节炎？

蜂毒（蜜蜂的工蜂毒腺内分泌的毒汁）具有免疫调节与抗炎作用。

（1）用药方法

①皮下或肌内注射法：我国蜂毒注射剂为0.2％盐酸普鲁卡因蜂毒溶液，每1毫升含蜂毒多肽0.25毫克。用量从0.2毫升（0.05毫克）开始，每日1次，每隔2日增加0.5毫升，到1毫升～2毫升时，为维持量，每个疗程总量为20毫升～40毫升（5毫克～10毫克），休息3～4日后再进行第二个疗程。4个疗程后需休息1～2个月。

②穴位注射法：根据病变部位，如肩、肘、腕、指关节，髋、膝、踝、足；颈、胸、腰、尾椎等全身病变关节、穴位或阿是穴。方法：用6号针头，最初一次取1～2个穴，以后每隔日增加1个穴。每个穴注射蜂毒开始0.2毫升（0.05毫克），以后逐渐增

加至每日 2 毫升(0.5 毫克),每日 1 次,2 周为 1 个疗程,若无效时应停止注射。若注射 2～3 次后,出现局部或全身反应,且不消失者,不宜继续使用。

③蜂螫法:用手或镊子夹住蜜蜂,放在病人病变部位或腰、背部需要治疗的部位上,待蜂螫完后 5～10 分钟,将螫刺拔出。第一日用 1 只蜂螫,以后每日增加 1 只,10 日为 1 个疗程,休息 4～5 日后,再进行第二个疗程。若第二个疗程后无效时,应停止继续治疗。

副作用及防治:毒性反应一般为局部微红、肿胀和疼痛。儿童、老年人容易出现变态反应。中毒反应为头昏、头痛、恶心、呕吐、心慌、呼吸困难、发绀、流涎、痉挛、昏厥等。防治:局部用钳或镊子拔除毒刺后,涂以酒精、高锰酸钾溶液、生石灰水,冷敷。口服维生素 C、镇静剂、安钠咖、糖皮质激素,并抢救过敏性休克等。对有过敏史,心、肝、肾功能不全,严重结核病,孕妇、儿童、老年人、哺乳期妇女、体弱者均应慎用。

131. 治疗类风湿性关节炎常用哪些药膳?

(1)乌头粥

组成:生川乌 10 克,大米(新米、香米、糯米)50 克,姜汁 10 毫升,蜜枣 12 枚。

制作:川乌入锅加水 1 000 毫升,煮沸,再用文火煨 30 分钟,加姜汁、蜜枣、大米煮至烂熟为止。

用法:每日 1～2 次,每次 300 毫升左右,热服。

功效:温经散寒,除痹止痛。适用于寒痹邪实所致筋骨剧痛,四肢屈伸不利者。

(2)木瓜薏苡仁粥

组成:薏苡仁 30 克,刺木瓜 20 克,冰糖 10 克。

制作:将木瓜、薏苡仁洗净,一同入锅,加水 800 毫升,先浸泡 10 分钟,煮沸后用小火慢炖至薏苡仁酥烂,放入冰糖溶化,即可。

用法:每日 3～4 次,每次 200 毫升左右,热服。

功效:祛风利湿,舒筋止痛,适用于关节症重,活动不利,手足痉挛,屈伸不利,风湿痹症。

(3)附片蒸羊肉

组成:制附片 30 克,鲜羊腿肉 500 克,老姜 10 克,葱段 6 克,料酒 15 毫升,胡椒粉、味精、食盐各适量,清汤 300 毫升,猪油 30 克。

制作:将羊肉洗净,放入锅中,放水 1 000 毫升,将羊肉煮熟,捞出,切成小薄片。附片洗净放入碗底,附片上放羊肉片,再放猪油、料酒、葱段、老姜(去皮切片)、清汤,入蒸笼蒸 3 小时,出笼前放味精、食盐、胡椒粉,即可。

用法:每日 2 次,每次 100 克左右。

功效:蠲痹散寒,益气养血。适用于寒痹阳虚,手足拘挛剧痛者。

(4)鳝鱼猪肉羹

组成:鳝鱼 300 克,猪瘦肉 100 克,杜仲 15 克,黄芪 10 克,植物油 50 克,葱、姜、酒、醋、胡椒粉、食盐各适量。

制作:先将杜仲与黄芪入锅,加水 500 毫升,煮沸后用文火煮 20 分钟,捞出中药备用。鳝鱼剖开去内脏、去头尾,留血,切段,备用。将猪肉洗净剁末,放热油锅内煸炒后,加入杜仲黄芪药汁,煮沸,放入鳝鱼段、葱、姜、料酒烧沸后,用文火炖至鱼酥,加醋、胡椒粉即成。

用法:每日 2 次,每次 100 克～150 克。

功效:补肝肾,益气血,祛风通络。适用于行痹关节疼痛,屈伸不利,手足痉挛、拘急等。

(5)壮阳狗肉汤

组成:狗肉800克,菟丝子20克,附片15克,生姜10克,葱5克,草果1个,味精、食盐各适量。

制作:将狗肉洗净,整块下水焯透,捞出,切成2.5厘米×2.0厘米小块,下锅用姜片煸炒,倒入绍酒5毫升,然后用纱布包好菟丝子、附片同入沙锅内,加水2000毫升,用武火煮沸后,放入剩下姜片、葱、食盐用文火炖至狗肉烂熟,即成。

用法:每日2次,每次200克左右。

功效:补脾肾阳虚,蠲痹散寒,益气养血。适用于脾肾阳虚,手足关节畏寒、疼痛、麻木、肢体拘挛者。

(6)杜仲煨羊肉

组成:鲜羊肉500克,人参、杜仲、桂枝各15克,甘草5克,生姜10克,葱、食盐、味精各适量。

制作:羊肉洗净血水,切成2厘米见方小块,生姜去皮拍破与羊肉块、人参、杜仲、桂枝、甘草一同入土罐,加水1000毫升,将土罐置草木灰火或木炭火中煨6~8小时,食用前放食盐、味精、葱花等。

用法:每日2~3次,每次100克左右,肉汤一起食用。

功效:补益气血,健肾阗骨。适用于肾阳亏虚,气血不足,关节疼痛迁延不愈,晨僵,手足痉挛、拘急等。

(7)桑枝鸡

组成:童子鸡1只,老桑枝50克,桂枝、绿豆各30克,黑豆300克,生姜15克,绍酒、味精、食盐、葱各适量。

制作:先将童子鸡宰杀,去毛除内脏。桑枝、桂枝各切成3厘米长段,并用纱布包好,将整只鸡与双枝纱布包、两豆、生姜(去皮拍破),一同入锅,放水2000毫升,放食盐,用武火烧沸,放绍酒适量,用文火炖至肉豆烂熟,去掉纱布包。食用前放葱花即可。

用法:每日 2～3 次,每次食用 200 克左右,汤、肉、豆一同食用。

功效:补血益气,清热通痹。适用于湿热痹证,晨僵重,关节疼痛,肿胀,活动时痛剧,痛不可触者。

(8)黄芪鸡

组成:童子鸡 1 只,黄芪 60 克,赤小豆 100 克,姜、葱、绍酒、食盐各适量。

制作:先将鸡宰杀,去毛及肚肠,洗净。把黄芪洗净切片,用纱布包好放入鸡腹内,把鸡放入沙锅内,加水 2 000 毫升,并加姜、绍酒、食盐,先用武火烧沸,后用文火煮至鸡肉、豆烂熟,放葱,去中药包,即可。

用法:每日 1～2 次,每次食用 300 克左右。吃肉喝汤。

功效:补血益气,滋阴健肾。适用于中晚期卧床病人。

(9)羊脊粥

组成:羊脊骨 1 500 克,薏苡仁、肉苁蓉各 30 克,党参 20克,姜、黄酒、食盐各适量。

制作:先将羊脊骨洗净,砍成小块入锅,加水 2 000 毫升,生姜去皮拍破,与食盐、薏苡仁、肉苁蓉、党参一同入锅,先用武火烧沸后,用文火煮至骨烂,汤呈乳白色即可。

用法:每日 2～3 次,每次 300 毫升左右。

功效:补虚弱,益精气,强筋骨。适用于中晚期骨质破坏,全身消瘦,神乏无力,腰膝酸软等。

132. 药膳治疗类风湿性关节炎如何辨证施膳?

要因人、因病、因时、因地选用药膳,以增强机体功能,帮助病人尽快康复。中医将类风湿关节炎分为6型,因此药膳也因型配药。

(1)湿热痹药膳

①赤小豆粥。赤小豆30克,糯米(新米、香米任选一种)20克。先煮赤小豆至熟,再加糯米煮粥熟即可。每日1～2次,每次300毫升～400毫升。

②黄花菜根饮。黄花菜根50克～100克。洗净,切成2厘米长,用500毫升水煎30分钟,去渣即可。每日2次,每次饮200毫升,10日为1个疗程。

③柳茄蹄筋汤。西河柳100克,茄子根30克,猪或牛蹄筋200克。洗净切段,加水1500毫升,煎汤去渣,加入猪或牛蹄筋,煮沸后用小火炖至蹄筋烂熟加食盐即可。每日2次,每次200毫升,吃肉喝汤。

④赤豆饮。薏苡仁、赤小豆各50克,金银花藤20克(用纱布包)。先将赤小豆、薏苡仁入锅,加水1000毫升,煮至豆烂,再放金银花藤,继续煮20分钟,去纱布包即可。每日2次,每次饮300毫升左右。

适用于风湿热痹,晨僵、关节肿痛、活动痛剧、得冷则舒、发热口渴、心烦多汗等。

(2)寒湿痹药膳

①姜辣面。辣椒、生姜、花椒(油炸过)、大蒜各适量(因人而放),同面条煮食,趁热吃,以出汗为度。每日1～2次,每次300克左右。

②川乌粥。生川乌去皮尖6克,糯米30克,姜汁10毫升。川乌切细与米同下,加水600毫升,用文火煮熟。食用前加蜂蜜3匙,搅匀。每日2次,每次200毫升,空腹服,粥温为佳。

③瘦肉汤。猪瘦肉100克,辣椒根90克,生姜10克。共

煮汤,根据个人嗜好放红糖或食盐调味。每日 2 次,每次 200毫升左右,喝汤吃肉。

④蛇肉汤。蛇肉 100 克,生姜、胡椒、味精、食盐各适量。蛇肉与生姜同下锅炖汤,待肉熟后放胡椒、味精、食盐即可。每日 2 次,每次 200 毫升,吃肉喝汤。

适用于四肢关节肿痛,遇寒则剧,得热则缓,关节不红,触之不热,痛难屈伸,活动受限。

(3)风邪偏胜证药膳

①薏苡仁防风粥。薏苡仁、粳米各 30 克,防风 10 克。用薏苡仁、防风、粳米加水 1 000 毫升,用武火烧沸后用文火煮至米熟成粥。每日 2 次,每次 200 毫升左右。

②白山糕。红花、白芥子粉各 10 克,莲子粉、红枣肉、茯苓各 100 克,鲜山药 200 克,陈皮丝 6 克。将红花煮水去渣,山药去皮切薄片,再将茯苓、枣肉捣碎,与莲子粉、白芥子粉、陈皮丝共调匀,加入红花水,调和均匀,放蒸笼蒸糕作点心食用。每日 2 次(早晚),每次 100 克左右。

③樱桃酒。樱桃 500 克,五加皮 50 克,60 度谷酒 500 毫升。将樱桃洗净晾干,放入容器内,再放入五加皮和谷酒,密封瓶口,10 日后摇匀即可饮用。每日 2 次,每次 20 毫升~30 毫升。

④川乌蜂蜜粥。生川乌 3 克~5 克,大米(糯米或香米)50克,姜汁 2 毫升,蜂蜜 10 毫升。先用米煮成粥后,将生川乌研细为粉末放入,再煮 20~30 分钟,加姜汁、蜂蜜搅匀,煮片刻即可。早、晚服用,每次 300 毫升左右。

功效:祛风散寒、解毒通络。适用于全身多关节呈游走性窜痛,屈伸不利。

(4)肝肾阴虚证药膳

①五汁饮。鲜枸杞、雪梨(去皮)、鲜麦冬各100克,鲜芦根200克,鲜金银花150克。先将金银花切2厘米长段,用水煮约100毫升,去渣;再将前述4种共榨汁。两者混合后加温饮用,每日3~4次。

②枸杞子腰花汤。猪肾(或狗肾、羊肾、牛肾)2个,枸杞子、续断各50克。将猪肾剖开去臊腺,洗净,切成薄片。枸杞子、续断与水同煮沸后,再用文火煮20分钟,去续断,将腰花片放入,煮2~5分钟,放入适量姜片、食盐、葱、味精即成。每日中、晚餐食用,每次200克左右,吃肉喝汤。

③清蒸甲鱼。甲鱼500克(1只),制首乌、枸杞子各10克。甲鱼宰杀后去头、脏肠,切块,与首乌、枸杞子共放大碗内,加姜、葱、食盐、黄酒各适量,放锅中隔水炖或蒸笼蒸至烂熟即可。每日2次,每次200克~300克。吃肉喝汤。

④清炖龟肉。乌龟500克(1只),黄芪10克,大枣15枚,姜、葱、绍酒、食盐、味精各适量。先将乌龟宰杀后,剖开,去头、肚肠,切块,与黄芪、大枣、姜、葱、绍酒、食盐同入沙罐,加水用草木火或炭火煨4~6小时后即可,食用前放适量味精。每日2次,每次食用200克左右,吃肉喝汤。

功效:补肝益肾,滋阴补虚,散寒除湿,通络止痛。适用于关节肿痛,腰膝酸软,肢体屈伸不利,肌肉消瘦,筋缩肉卷等。

133. 类风湿病人饮药酒活血有利于疾病吗?

中药与酒合一,经浸泡一定时间而成。药酒疗法是在中医理论指导下,根据病人证候,选择合适的中药制成药酒,通过内服或外用而起到防病治病作用的治疗方法。酒本身既是药物,又是饮料,服药酒后有宣散药力,活血调营,上窜巅顶,外达皮肤,通行经络,旁通四肢等作用,各医家将药酒应用于各科急、慢性疾病的治疗。药酒治疗方便,价格实惠,效果较好,深受病人的欢迎。

在服用药酒治疗类风湿性关节炎时,应注意的是药酒主要治疗风寒湿痹证,对于其他类型类风湿,如湿热痹、孕妇、小儿等阳盛体质者,应禁用药酒治疗。常见类风湿性关节炎、强直性脊柱炎等疾病服用激素较多,而并发股骨头无菌性坏死发病率较高。但也有些学者在研究中发现,在引起股骨头坏死的种种原因中,酒精也是一个重要因素。因此,在治疗类风湿性关节炎时,应用酒精和激素需要医师掌握适应证,或在医师指导下根据病情应用。药酒外用无妨。

134. 急性期类风湿性关节炎临床护理指导有哪些?

(1)定期测量体温、脉搏、呼吸,有条件者测量血压,以便及时了解病情变化和治疗情况,每日测量2~3次。

(2)排泄物的观察。因为长期卧床休息,注意便秘发生,并观察大便颜色。因为抗风湿类药物、糖皮质激素等对胃肠刺激太大,警惕消化道出血。尿的颜色与透明度,谨防肾炎等。

(3)睡眠情况。成年人每天保证8~10小时的睡眠和精神上6~8小时的休息,但也不能整天卧床睡觉。在床上轻微活动时,要防止着凉。小儿或青年人睡眠时间要更多一些。

(4)房间特别是卧室,要有良好的通风与采光,要勤晒被、褥,要避潮湿、风寒等。

(5)在类风湿性关节炎的急性期,关节有急性炎症渗出积液者,应用夹板或支架固定局部,短期制动2~4周,每日应解除数次制动,适当进行关节活动。如在糖皮质激素治疗期间,应避免过度活动,以防关节炎症状加重或恶化,尽可能保持肌肉松弛,避免肌肉与关节挛缩。病人卧床变换肢体位置或翻身时,搬动病人要缓慢轻柔。

(6)饮食营养,增加食欲,素食为主,多食水果。在膳食中要高蛋白、高维生素,易消化,并少量多餐,合理搭配杂粮,控制饮食量。在进食中服药,服药后少饮汤或水,防止过度稀释胃液,对胃肠粘膜不利。

(7)病人不论在家或住院,均应随时与医师联系,定期进行病情复查,随时反映服药效果、病情变化、治疗情况,以便及时更换毒副作用大的药物,或加减药物等。

135. 亚急性和慢性期类风湿性关节炎的护理指导有哪些?

类风湿性关节炎的病人卧床时,以硬板床最佳,但要有较厚的垫褥,避免弹簧沙发床,以防腰和臀部下沉,而引起脊柱、髋、膝关节的屈曲变形。枕头高矮、软硬要以病人舒适为准,不可过高。被褥应轻软、暖和,便于翻身;病人睡眠宜平卧,侧、仰和俯卧交替进行,定时活动关节与变换体位,避免身体一个部位长时间受压,影响血液循环。为防止和矫正脊椎、髋、膝关节畸形,每日应俯卧练习 3～4 次,每次练习俯卧 20～30 分钟,以舒适为度;坐姿应适当用高位厚垫,直角硬靠背椅、凳或床,髋与踝足自然屈曲,脚落于地面,坐位起立时要有扶手或他人扶助,以防关节扭伤、摔倒或碰伤。站立或行走时,头应保持中位,必要时持手杖或步行器具行走,避免身体扭曲、重力不平衡和步态不稳,而引起关节变形或摔跌致骨折或神经损伤。

冬季或夜间,可铺电热毯,但不可长期通电,以防磁场对身体产生不利影响。如颈部有并发病变者,宜戴塑料硬领,以防颈椎变形。

136. 类风湿性关节炎病人在什么情况下应该住院治疗?

当类风湿病急性发作时,全身多个关节同时受累,起床或醒后虽经活动,关节仍感僵硬难以缓解。关节肿胀明显,疼痛较重,甚至出现对称性游走,有些病人还有低热。在医院检查时血沉在 50 毫米/小时以上,类风湿因子滴度超过 1:60(乳胶凝集法)。或是类风湿合并严重的内脏损伤,如血管炎或毛细血管炎,心肌炎,心内膜、心包膜炎,二尖瓣基底部有风湿性肉芽肿或淀粉样变,肺与胸膜、肾、消化道、肝、脾和淋巴结,神经与内分泌系统,眼等脏器发生病变等。出现以上情况,应该住院检查和系统治疗,以免发生严重后果。

137. 高压氧对类风湿性关节炎有何治疗作用?如何治疗?

高压氧治疗类风湿性关节炎,主要是增强有氧代谢,改善组织细胞缺氧状态,兴奋下丘脑-垂体-肾上腺轴系统,促使肾上腺皮质激素分泌增多,促使血浆纤维结合蛋白水平升高,改善组织微循环和钙、磷代谢,并促使汗腺分泌增多,从而达到抗炎,促进肢体末梢血液循环,消除关节肿胀和疼痛作用。

类风湿病人进行高压氧治疗时,要与医务人员密切配合,遵守高压氧舱工作室的各项规章制度。每次进舱治疗,面罩吸氧 30 分钟(0.25MPa),吸空气 10 分钟,每次治疗 150 分钟,每日 1 次,10～15 次为 1 个疗程。高压氧对类风湿的治疗一般无副作用,在早期治疗效果好,而对伴有肌痛和不易出汗、病程长、体质弱的类风湿性关节炎病人,疗效较差。

138. 类风湿性关节炎病人如何选择在家还是住院治疗?

类风湿性关节炎是常见病、多发病,该病一经确诊,家属和病人应该积极配合医师进行治疗。随着医学技术的发展,很多医院都设立了风湿病专科门诊和家庭病房,应以门诊治疗和家庭治疗为主。因为大部分时间病人都在家里,故一切治疗、康复措施都以家庭为主,病人及家属、亲友要对类风湿病有一个大概的了解,掌握一些常用的治疗药物、物理治疗的操作,如红外线灯、各种热敷、中药热敷、熏蒸等。各种康复手段,如按摩、肢体被动活动、协助关节训练等,有可能的话,经常请教医师加以指导就更为理想。

对于需要手术的病人,应该到条件好的、有专科病房的医院住院治疗。住院有好的一面,也有不利的地方。好的一面有:①按时服药治疗,随时向医护人员反映病情。②情绪稳定,不受工作、家庭影响。③减少家中不良环境的刺激。不利方面有:①经济开支大、费用贵。②家庭成员往返医院和家庭,较麻烦。③治疗上并无新的特效疗法。总之,住院与否,应根据病情来定,当病情在急性期,或慢性与稳定期突然急性发作时,应住院治疗。当病情好转与稳定时或各项检查都有好转时,可在家里继续坚持治疗,这样对病情、对病人、对家庭都比较好。

139. 怎样判断类风湿病人的预后?

(1)类风湿因子阳性伴有皮下结节者,预后不良。类风湿因子持续阳性者,常并发淀粉样病变。类风湿皮下结节持续存在时,多有血管炎和内脏炎症。HLA-DR$_4$ 阳性病人,一年内多半出现关节破坏,对治疗反应差,预后最差。

(2)有腕、颈、胸骨、胸肋、胸锁或肩锁与颞颌关节损害者,病程较长,预后较差。

(3)30 岁以前和小儿病人,第一年治疗不能获得完全控制的,以后虽经治疗病变活动也不易控制,80%病人转入亚急性期和慢性期。

（4）血沉持续增快大于 100 毫米/小时,或治疗后关节肿痛好转而血沉仍增快,类风湿因子持续阳性,白细胞持续升高或降低,抗核抗体（ANA）阳性持续 1 年以上及肌肉萎缩发生愈早,病变关节的功能恢复愈差。

（5）高热及全身毒血症状严重,尤其病程持续在 1 年以上,心肌炎、心包炎伴心力衰竭,严重贫血或恶病质状态,肝硬化,肝萎缩或淀粉样变者,均预后不良。

（6）类风湿病人致残率高,据文献报道为 60%～70%。国内张氏报道 1 000 例病人中,病程 5～50 年者 446 例,其中有 80% 出现不同程度的残疾,15% 失去劳动力,1% 完全丧失自理能力。

类风湿一般不会危及生命,多数病人能够长期生存活到老年,但通常认为平均寿命缩短 3～5 年。多死于并发症或因其他病致脏器衰竭而死亡。

140. 物理疗法对类风湿性关节炎有哪些治疗作用？常用物理疗法有哪些？

应用物理因素治疗疼痛性疾病的方法称物理疗法。物理疗法包括应用天然和人工的各种物理因素,如声、光、电、磁、冷、热、机械等作用于人体,以达到治疗和预防疾病的目的。物理疗法的主要作用有降低神经兴奋性,调节自主神经功能,缓解或消除类风湿性关节炎局部肌肉、韧带的痉挛,改善类风湿性关节炎的局部关节滑膜、软骨等血液循环,消除因病变引起关节滑膜炎性水肿和充血、渗出,促进组织代谢,加速局部组织废物排泄,对减轻或消除局部的炎症,对代谢及肌肉、韧带、关节滑膜的病变均有一定的疗效。

常用治疗类风湿性关节炎的物理疗法有以下几种：

（1）电疗法，包括直流电疗法、直流电离子导入疗法及直流电水溶疗法等。

（2）超声波、超短波、微波疗法。

（3）磁疗法，包括静磁疗法和动磁疗法。

（4）光线疗法，分红外线疗法、可见光线疗法和紫外线疗法。

（5）温热疗法，包括泥疗、蜡疗、热沙疗、矿泉浴、日光浴等。

（6）放射线疗法。

（7）运动疗法，包括机械疗法等。

141. 直流电疗法如何操作？应注意什么？

操作方法

（1）选用所需电极与衬垫，衬垫应比电极边缘宽出1厘米～2厘米，厚度至少1厘米，用时浸湿，拧至适当湿度。

（2）检查需治疗部位皮肤有无破损，如有抓伤或擦伤，破损严重者则停止治疗。

（3）将衬垫紧密接触治疗部位皮肤，其上依次置电极板、胶布或塑料布，并酌情用沙袋、尼龙搭扣、绷带固定电极，或由病人自身体重压好电极。

（4）检查电疗机毫安（mA）表指针是否在零位，极性转换开关是否指在正常位置，电流调节器所指强度应合乎治疗要求，导线连接的极性要正确无误。

（5）电疗机一切正常时，接通电源，缓慢调节输出旋钮，并根据患者的感觉，1～2次间隔逐渐增加电流至所需强度。

（6）电流强度以衬垫面积计算，并应结合病人耐受量而定。一般成人用 0.05～0.2 毫安/厘米^2，小儿用 0.02～0.05 毫安/厘米^2。

(7)在治疗中,如果病人感觉电极下有局限性刺痛或烧灼时,应立即停止治疗,并检查原因,做适当处理后继续治疗。

(8)一般每次治疗 20 分钟左右,每日 1 次,15 次为 1 个疗程。

注意事项

(1)输出导线宜用不同颜色,如阳极用红色,阴极用其他颜色,以示区别。作用电极一般小于辅助电极。

(2)病人在疲劳或饥饿时不宜进行治疗。

(3)治疗中不得拨动极性转换开关,电流强度没有降至零位时,不得拨动调节器。

(4)每次用过的衬垫要洗净、煮沸、晾干,金属电极应刷洗干净、保持平整。

(5)对直流电敏感者,有严重心脏病、心力衰竭、传染病者,局部有广泛或严重皮肤损伤者,禁用直流电治疗。

(6)治疗中随时询问病人对治疗的反应,如电流量过大时给予降低,电流量过小时给予缓慢加量。

142. 直流电药物导入疗法如何操作？应注意什么？

操作方法

(1)衬垫须有符号,供各种药液专用,用时浸湿并拧干至适当湿度,将药液均匀洒在衬垫上,洒药液面紧贴于关节处皮肤,衬垫上再放置电极板。

(2)对病人可用 10%昆明山海棠液、0.1%硝酸乌头碱、2%～10%水杨酸钠、1%～2%利多卡因等。

(3)一般每次治疗 20 分钟左右,每日 1 次,15 次为 1 个疗程。

注意事项

(1)所用药液在使用前应检查有无变质。剧毒药之剂量一般不超过注射用剂量。中药导入时,应尽可能根据其成分确定极性与浓度。

(2)不同药液的衬垫应分别清洗。

(3)其他禁忌点、禁忌证同直流电疗法。

143. 直流电水浴疗法如何操作？应注意什么？

操作方法

(1)直流电水浴疗法有四槽浴、双槽浴、单槽浴,可根据病人病情选用,操作方法基本相同。单槽电水浴时,辅极可用湿布衬垫置于相应病变部位。

(2)水槽内放入 37℃～39℃ 温水,手槽水位应达上臂下部,足槽水位应达小腿上三分之一。左右两槽水温与水位必须相等。如需要时,也可根据槽内水量加入适量药物,浴槽的极性根据导入的药物而定。药物浓度一般为直流电导入法时所用浓度的十分之一。

(3)检查配电盘上的换向开关是否在正常位置,电位器应在零位。将导线按各槽所需之极性连接妥当。

(4)治疗时脱去手套或鞋袜,将患肢伸入槽内,注意不要浸湿衣服。

(5)先开总开关,再开分开关,然后转动输出旋钮,缓慢调电流至所需强度,一般为 10～20 毫安(mA),最多至 40 毫安(mA)。

(6)治疗时间一般为 30 分钟左右。治疗中注意观察病人反应,如有头晕、出大汗、虚脱等现象时应停止治疗,并及时处理。

（7）治疗结束时，先关闭机器后，病人方可出浴。

（8）每日 1 次，20 次为 1 个疗程。

注意事项

（1）水槽浴器与地面必须有良好的绝缘，炭精电极和浴槽要保持清洁、干净，并作必要的消毒。

（2）在未切断电源前，不得将肢体移出槽外。其他注意事项、禁忌证同直流电疗法。

144. 高频中波电疗法如何操作？应注意什么？

操作方法

（1）选好电极，将铅片电极压平，微加热，腔内电极应清洁消毒，涂以润滑剂。

（2）治疗时多发电极板应与皮肤贴紧，用尼龙搭扣、绷带、沙袋或病人自身体重固定好。在导线夹与极板连接处，垫以橡皮或塑料布类绝缘物。

（3）在凸凹不平的关节治疗部位，可在金属板极下加用 10%盐水衬垫。

（4）接通电源，待预热 1～2 分钟后，再旋至治疗位置。或根据病人感觉，缓慢调节输出控制旋钮至所需电流强度。

（5）治疗中经常观察病人反应，正常应有温热舒适感，如诉过热，应减少输出电流。如诉电极下灼痛时，应切断电源，检查皮肤与电极情况，妥善处理后再予治疗。

（6）治疗剂量：儿童为 2～4 毫安(mA)/厘米^2，成人为 3～8 毫安(mA)/厘米^2。每次 30 分钟，每日 1 次，15 次为 1 个疗程。

注意事项

（1）治疗中病人不可触摸金属物品,他人也不可触及病人或电极,治疗部位皮肤破损或其附近有金属异物时也不宜治疗。

（2）2个电极板间距不能小于1个极板之横径,2个电极不得相碰,以防短路损坏机器。治疗中避免导线交叉、互碰或接触病人。

（3）治疗中要防止发生烧伤。①电极板四角边缘要平整。②电极板要与皮肤贴均匀。③电极板固定要稳妥。④病人不得随意移动身体。⑤病人如诉过热或灼痛,应立即妥善处理。

145. 高频中波直流电药物导入疗法如何操作？应注意什么？

操作方法

（1）按直流电药物导入法放置所需药物衬垫和电极,药液浓度应稍高,一般为10%,另一衬垫用10%盐水浸湿,电极妥善固定。

（2）将直流电输出导线连接中波直流联合器之直流输入端。治疗电极导线连接中波直流混合输出插口。极性根据病情而定。

（3）治疗时先按中波操作方法开启电疗机,待病人有温热感时,再按直流电疗操作方法开启直流电疗机,并根据病人病情调至所需的电流强度。

（4）每次30分钟,每日1次,15次为1个疗程。

注意事项:同中波电疗法及直流电药物导入疗法。

146. 高频短波电疗法如何操作？应注意什么？

操作方法

（1）根据病情选好电极（电极有电缆式、鼓状式、电容式与腔内式等）。电极与皮肤间距离 1 厘米～3 厘米。

（2）将电极置于病变局部周围，并适当固定。

（3）接通电源，待灯丝加热 3～5 分钟后，再旋至治疗位置。调节调谐旋钮达到谐振状态。

（4）治疗剂量一般分微温量、温热量及热量。主要根据病人感觉，辅以氖灯亮度及电流表量区分。

（5）每次治疗时间为 20 分钟，每日 1 次，15 次为 1 个疗程。每个疗程之间，要休息 3～5 日。

注意事项

（1）同中波电疗注意事项。

（2）在治疗部位及附近有金属异物时应禁用短波电疗。治疗部位如有汗液或敷料上分泌物较多时，应予擦干或更换敷料后再做治疗。

（3）在关节或骨突出部位治疗时，应注意防止烫伤。

147. 高频超短波电疗法如何操作？应注意什么？

操作方法

（1）选好依病情所需电极，电极种类及方法与短波治疗相同。电极与皮肤距离一般为 1 厘米～5 厘米，2 个电极之间大于电极半径为宜。

（2）检查治疗机各旋钮是否在零位，接通电源，待灯丝加热 3～5 分钟，再调至治疗档。

（3）治疗剂量须根据病人感觉而定。剂量大小，可调节输出旋钮。

（4）治疗中注意观察病人反应，如诉过热或头晕、心慌等不适时，应立即停止治疗，进行检查与处理。

（5）每次治疗 15 分钟，每日 1 次，15 次为 1 个疗程，每个疗程之间，要休息 3～5 日。

（6）脉冲超短波的操作方法基本同超短波电疗法。

注意事项

（1）同短波疗法。

（2）大功率治疗机宜少用单极法治疗。

148. 高频微波电疗法如何操作？应注意什么？

操作方法

（1）按病情选好辐射器，置于治疗部位并调好距离（一般为 5 厘米～10 厘米）。

（2）接通电源，待高压指示灯亮后，旋转时间控制旋钮接通高压，再调节输出控制旋钮至所需剂量。

（3）治疗剂量分微温量、温热量与热量。根据病人感觉，调节输出功率与距离。

（4）治疗中注意功率表读数，并注意病人治疗部位有无过热感觉，必要时给予调整。

（5）每次治疗 20 分钟，每日 1 次，12 次为 1 个疗程。

注意事项

（1）治疗前除去治疗部位金属物品。体内有金属物品，如假牙、起搏器、人工关节等不宜作此项治疗。

（2）局部感觉迟钝或血液循环障碍者应慎用。

（3）辐射器与同轴辐射电缆的接触必须紧密，同轴辐射电缆应避免潮湿或折弯。

（4）微波治疗机内的吹风机如发生故障应停止使用，未接上辐射器时不能开机，以免损坏磁控管。非工作人员勿停留在微波直接辐射区内。

149. 中频干扰电疗法如何操作？应注意什么？

（1）选好两组电极,妥善固定在需治疗的部位,并使两组电流交叉在病灶处。治疗电极有衬垫电极、手套电极与抽吸电极,根据病变部位选用衬垫,置电极下。

（2）差频范围选择根据病情而定。治疗分定频输出与变频输出两种。

（3）检查两组输出旋钮是否在零位,将差频范围调节旋钮调至需要位置,然后接电源,分别调整两组输出所需电流强度。

（4）治疗时,如需改变差频范围,可直接调整定频、变频旋钮,不必将输出调回零位。电流强度一般以病人能耐受为宜。

（5）每次治疗 20 分钟,每日 1 次,15 次为 1 个疗程。

注意事项

（1）两组电极不得相互接触,衬垫应湿透并紧贴皮肤,衬垫勿置于皮肤破损处。

（2）电流不可对穿心脏、脑、孕妇下腹部。

（3）有金属异物的局部,如假牙、人工关节、心脏起搏器等,不可进行此种治疗。

（4）有急性化脓性炎症,有出血倾向患者均不宜作此种治疗。

150. 中频音频电流疗法如何操作？应注意什么？

操作方法

（1）选好衬垫与电极,并用尼龙搭扣或沙袋妥善固定在治疗部位,视病情需要,电极是并列放或对置放。

（2）检查输出调节旋钮是否在零位,接通电源,待 1～2 分钟后即可进行治疗。

（3）缓慢调节输出旋钮,并观察电流表指针,逐渐增至所需治疗强度,以病人能耐受为准。

（4）每次治疗 20～30 分钟,每日 1 次,20 次为 1 个疗程。

注意事项:同干扰电疗法注意事项的(1)、(2)、(4)项。

151. 中频正弦调制电疗法如何操作？应注意什么？

操作方法

（1）选好两个电极,以并列或对置放固定于治疗部位。

（2）正弦调制中频电流有:①连续调制波,输出 10～150 赫兹(Hz)调制的中频正弦电流,用于刺激自主神经节及镇痛。②断续调制波,间断输出连续调制波电流,对神经肌肉组织有明显的刺激作用,用于周围神经麻痹、肌肉萎缩、肌无力等。③间歇调制波,间歇输出未调制的中频电流,有止痛,促进血液循环及炎症吸收作用。④变频调制波,交替输出调制频率 150 赫兹(Hz)和连续调制波电流,有抑制作用,用于止痛及促进渗出物吸收。

（3）接通电源,根据类风湿性关节炎的病情需要,选择上述波形、调幅、调频及时间选择旋钮。

（4）对疼痛明显的病人,调制幅度宜为 25%～50%。用于促进血液循环、淋巴回流及炎症吸收时,调制幅度宜为 50%～75%。用于电刺激治疗时,调制幅度多用 100%。

（5）治疗中病人如有异常感觉,应及时将输出电流降到零,检查原因,予以处理后,继续治疗。

（6）更换波形前,应将输出旋钮降回到零位,以防电击伤。

（7）缓慢调节输出旋钮,至病人有舒适、震颤或能耐受为度。

(8)每次治疗 20 分钟,每日 1 次,15 次为 1 个疗程。

注意事项:衬垫应湿透,并紧贴皮肤,皮肤破损处不宜治疗。勿在心前区或孕妇下腹部进行治疗。

152. 低频间动电疗法如何操作?应注意什么?

操作方法

(1)将海绵或绒布衬垫电极的阴极置病变处(痛点),阳极置对侧或相应部位(并放或对放法)。

(2)低频间动电流的波形有:①密波。用于疼痛,周围性血液循环不良,交感神经过度兴奋,或作为其他波形的准备治疗。②疏波。常用于肌肉及血管痉挛性疼痛。③疏密波。具有较长时间止痛及促进渗出物吸收的作用。④间升波。有明显的抑制作用,用于止痛。⑤断续波。对神经肌肉有明显的刺激作用,常用于电体操。⑥起伏波。为断续波的一种变形,刺激作用较小,多用作电体操。⑦直流电。作为间动电疗法的基础电流之用。

(3)检查各旋钮是否在零位,接通电源及电流波形选择开关,旋动输出旋钮。

(4)每次治疗先通直流电,电流强度视电极大小而定,一般为 1~3 毫安。然后再通脉冲电,电流强度以耐受为度(但不应有刺痛感),每次治疗 15~20 分钟,每日 1 次,10 次为 1 个疗程。

注意事项

(1)每次使用衬垫要湿透,接触皮肤要紧,并要固定好。衬垫每次用后要清洗干净,晾干。

(2)电极勿置于皮肤破损处,如治疗皮肤出现皮疹时,应给予处理,继续在新的部位治疗。

(3)有急性化脓性炎症、出血倾向患者禁做此治疗。

153. 低频经皮神经刺激疗法如何操作？应注意什么？

操作方法

(1)选好电极,电极面积 4 厘米^2～6 厘米^2,电极涂导电胶,也可用一般低频脉冲电疗常用的电极.将电极固定于病变部位或痛点上,或置于穴位上,并放或对放法。

(2)电流强度,一般以出现明显的震颤感,或个人的耐受为准,但以不出现疼痛与肌肉强烈收缩为宜。

(3)每次治疗 25 分钟,也可治疗更长时间,要依病、依人而定。

(4)每日治疗 1～2 次,20 次为 1 个疗程。

注意事项

(1)电极的放置位置根据病情而定。

(2)勿将电极置于皮肤破损处及心前区。

(3)对装有心脏起搏器、妊娠、化脓性疾病及有出血倾向者禁忌作此治疗。

154. 超声波药物透入法如何操作？应注意什么？

操作方法

(1)把透入的药物加入相应的耦合剂中,搅拌均匀,如水溶性药物直接溶于水中,脂溶性药物加入羊毛脂中,制成油膏或霜剂备用。

(2)将已制备好的药物涂在需治疗部位,按超声治疗进行操作。

(3)把声头用搭扣或布带固定在治疗部位,剂量一般为0.2～0.5 瓦/厘米^2。

（4）每次治疗 20 分钟，每日 1 次，15 次为 1 个疗程。

注意事项：不要使用对皮肤刺激性较大的药物，以免导致病人对药物过敏，皮肤有破损时，尽量不用此法治疗。

155. 磁疗法如何操作？应注意什么？

操作方法

（1）磁疗法一般分为恒定磁场疗法、脉动磁场疗法、交变磁场疗法、脉冲磁场疗法、磁按摩疗法、磁电法等数种。

①恒定磁场疗法。将磁片或磁球直接贴敷在治疗部位或穴位上，用胶布或伤湿止痛膏固定，也可将磁片置于专用袋内，系于治疗部位，贴敷磁片的数量及时间视病情而定。

②脉动磁场疗法。把磁疗机的磁头，按单置或对置法（视需要而定）固定在治疗部位，接通电源，调节输出旋钮至所需磁场强度。

③交变磁场疗法。选好所需磁头，将导线连于磁疗机输出端（交流），再将磁头置于治疗部位。接通电源，调至所需磁场强度。

④脉冲磁场疗法。选好所需磁头，并固定于治疗部位后，依次接通电源，调节脉冲频率及磁场强度旋钮至所需量。

⑤磁按摩疗法。把永磁体固定于电按摩器的治疗头上，在患部进行治疗。

⑥磁电法。以磁片作为电极，连接低频或中频电流，在病变部位进行治疗。

（2）磁疗剂量的选择、磁疗时间及疗程，宜根据病人年龄、体质、性别、病情、部位等情况而定。

注意事项

（1）磁片勿碰击，以防破裂或退磁。定期（3～6 个月）测定磁片的磁场强度。所用磁头必须保持良好绝缘。

（2）手表勿靠近磁体。

156. 红外线治疗如何操作？应注意什么？

红外线治疗分全身和局部两种。操作方法如下：

（1）治疗工具有红外烤灯、卧式烤箱、神灯（TDP）、几个普通照明白炽灯 60～100 瓦根据身体部位固定在一起等。

（2）灯距照射治疗部位一般为 20 厘米～60 厘米，以病人有舒适热感为度。

（3）治疗中应随时询问病人感觉，观察局部反应，太热时应及时调整灯距，以防烫伤。

（4）在治疗时根据疾病需要，局部可加针刺或涂搽药物（如红花油、云南白药酊、草乌酊剂等）。

（5）每次治疗 20～40 分钟，每日 1～2 次，15～20 次为 1 个疗程（根据病情需要或家庭治疗方便，也可将治疗时间延至60 分钟以上）。

注意事项：红外线治疗时不要移动体位和接触灯具，感觉过热及时告诉医师调整距离，以免烫伤。皮肤感觉障碍的部位、瘢痕、植皮术后不久、骨突出部位治疗时，应经常询问，观察局部反应与全身治疗反应。

157. 石蜡疗法对类风湿性关节炎有何治疗作用？

石蜡疗法是以固体石蜡加温后成为液态石蜡为导热体，人为做成大小不等的块状，待稍凉后成形时，将石蜡块置于病变部位，以达到治疗疾病为目的的一种方法。

石蜡是高分子的碳氢化合物，具有热容量大，导热性小的特点，其主要治疗作用是温热效应和机械压迫效应。前者可使局部毛细血管扩张,使血液和淋巴循环加快,有利于消炎、消肿,并有明显的止痛作用。后者是石蜡与皮肤接触,使热的传导深入而持久。由于人体皮肤对温热的石蜡耐受性较好,在治疗类风湿性关节炎时,可采用蜡块法,或上肢手、肘部浸浴蜡液中(蜡槽将蜡熔化后维持在 60℃左右时,将上肢插入蜡液中,范围要大,然后退出,让蜡在手上凝固后,再插入蜡液中,此次比首次范围要小 0.5 厘米,反复操作 20 几次即可。每日 1 次,每次 30～45 分钟,10～15 次为 1 个疗程。

必须注意前几次做完后,蜡已凝固呈管筒状,以后千万别让蜡液流入管筒内,否则容易烫伤皮肤。

158. 如何用酒醋法治疗类风湿性关节炎?

(1)病人取舒适体位,将中药粉(防风、茯苓、荆芥、生半夏、生南星、生草乌各等量研末混匀而成)均匀地撒在治疗部位的皮肤上,厚约 0.5 厘米～1 厘米,药物周围的皮肤用湿布垫保护好。

(2)在药物上覆盖 6～8 层白布或纱布,而后用食醋(或 2％醋酸)及少量 75％酒精(乙醇)浇在布上,使布和药粉全部潮湿为止。

(3)再浇以适量的 95％酒精(乙醇)。

(4)用火点燃酒精,待其自然熄灭。每治疗 1 次,再重复加上 95％酒精,燃烧 3～5 次。

(5)除用上述方法外,也可将中药粉和适量的酒、醋混合成为药泥,敷于关节周围,用红外线或 100 瓦白炽灯照射,还可用热水袋置于药泥上热敷,待治疗完后,再给予保温。

(6)每次治疗 30～60 分钟,每日 1 次,15 次为 1 个疗程。

(7)治疗时应严密观察,防止烧(烫)伤,勿使酒精流到皮肤上。要注意皮肤反应,出现皮炎时应停止治疗。药物可重复应用数次。

159. 坎离砂(铁砂)疗法如何操作? 应注意什么?

操作方法

(1)将坎离砂倒入锅内,用2‰醋酸或食醋拌匀至全部潮湿后炒熟,然后根据治疗部位大小分装于不同大小的纱布袋中,用厚毛巾、浴巾或毛毯包好,待其发热后备用。

(2)将已发热的坎离砂袋敷于治疗部位,如温度过高,砂袋下可加用布垫,然后再用棉垫或毛毯等包裹保温。

(3)每次治疗40~60分钟,每日1~2次,15次为1个疗程。

注意事项

(1)随治疗次数的增加,局部温热觉阈值也逐渐增加,故不能完全依病人的感觉来调节温度。

(2)坎离砂可重复使用10~15次,但随使用次数的增加,发热潜伏时间也相应延长。

(3)在治疗中,应随时询问病人感觉,以防烫伤。

160. 怎样利用日光浴疗法治疗类风湿性关节炎?

日光浴疗法是利用天然的日光,照射身体的某一部位、大部分或全身,用以治疗疾病的一种方法。曾在春秋战国时的《黄帝内经》、唐代著名医学家孙思邈的《千金要方》、清代医家赵学敏的《本草纲目拾遗》等名著中,专门列了"太阳火"一节来论述日光浴疗法的作用,说能"除湿止寒,舒经络。瘤冷以体曝之,则血和而病去"。历代医家和民间用日光治病的例子不胜枚举。

据近代物理学研究,日光中除可见光外,还有肉眼看不见的红外线、紫外线。紫外线能将皮肤中 7-脱氢固醇变成维生素 D,它可改善钙、磷代谢,有利于钙在骨质中沉积,从而能治骨质脱钙、骨质疏松。红外线能提高局部温度,扩张血管,促进新陈代谢和组织再生,提高机体免疫功能,并有消炎镇痛作用等。类风湿病人适合于夏日的 10～16 时做局部或全身日光照射,对疾病的康复非常有益。

(1)轻者可裸露四肢,在室外活动,如散步、做操、下棋、慢跑等,夏、秋季上午 9～11 时,下午 4～6 时。在室外应戴墨镜、小帽,以护眼和防中暑等。

(2)类风湿病情稳定者,可在树荫或凉棚下休息。

(3)可坐轮椅在室外活动,可戴小沿草帽和墨镜,不可在日光浴时看报、看书或睡眠,以防中暑等。

161.矿泉浴对类风湿性关节炎有什么治疗作用?

矿泉浴是利用矿泉水洗浴来治疗疾病的一种方法。它的治疗作用主要是利用矿泉水的以下特性:

(1)温度:适宜温度能使末梢血管扩张,血流增加,脉搏加快,心脏排血量增加,使大脑皮质的抑制扩散,降低神经的兴奋性。

(2)浮力:使人在水中的体重变轻,有利于肢体的功能活动。

(3)压力:人体受水压作用,可使四肢血液返回躯干,从而使回心血量增多,心输出量增加,促进血液循环和代谢加快,有利于增强病变部位组织代谢。

(4)化学作用:由于有温度、浮力、压力等机械压迫效应,使矿泉水中的无机盐对人体皮肤产生刺激,形成温度效应和化学刺激效应,这些效应可达到镇静止痛,改善血液循环,调节神经内分泌等综合作用。类风湿性关节炎患者在发病时有不同程度的运动功能障碍,经过矿泉浴的温度、浮力和水静压力的作用,可使运动器官负担减轻,肢体灵活,达到综合治疗的目的。

矿泉浴配合其他治疗,如药物、功能锻炼、中药、理疗等,效果会更好。

洗矿泉浴时水温应在 38℃～45℃之间,每次 20～30 分钟(以出汗为止),每日 1～2 次,15～20 次为 1 个疗程。

162. 氡泉浴对类风湿性关节炎为什么有治疗作用?

氡是镭在放射性蜕变过程中产生的一种弱放射气体。氡性质稳定,质量比空气重,易溶于类脂体中,稍溶于水。水温越高溶解度越低,容易从水中逸出。氡在蜕变过程中不断放出 α 射线,产生一系列子代产物,氡的子代产物在不断蜕变过程中放出具有生物学作用的 α、β 和 γ 射线。氡的半衰期为 38 天。氡的子代产物在 30 天后放射剂量甚微,所以氡泉浴疗不易产生放射病。

氡泉浴的医疗效果产生于氡及其子代产物放射出 α、β、γ 射线的电离作用,其中主要作用是 α 辐射,它可以使泉水分子电离、组织细胞中氢氧根和过氧化氢等氧化物增加,并进一步激活机体蛋白质分子中巯基等活性基团,从而使体内多种酶类、核酸等蛋白质分子的活性或结构发生改变,增强机体的物质代谢过程。氡泉浴时神经细胞对放射性辐射比其他组织细胞更为敏感,使中枢神经系统的抑制过程加强,产生镇静、止痛和催眠的效应。对皮肤内血管活性物质的辐射作用,使血管扩张,脉搏变慢,血压下降,心脏排血量增加,从而改善血液循环。氡泉浴时,还可使免疫功能障碍者提高细胞免疫功能,使白细胞增加,白细胞吞噬能力增强,血液中异嗜凝集抗体、溶血素和白细胞凝集素等免疫物质增多。此外,氡泉浴还有脱敏、消炎及调整内分泌,特别是调整生殖腺分泌功能等。

我国的氡泉分布较广,如辽宁汤河、鞍山汤岗子、吉林抚松大营子、西安临潼、广东从化、甘肃武山、云南腾冲等温泉都属于氡泉。

治疗方法:水温保持在 37℃～45℃,每日 1～2 次,每次 20～45 分钟,15～20 次为 1 个疗程。可行全身浸浴,坐浴或局部浸浴。

163. 热泥疗法对类风湿性关节炎有哪些治疗作用?

热泥疗法是利用海泥、湖泥或矿泉泥(火山灰的淤泥)等泥类加温后敷于躯体,来治疗疾病的一种方法。淤泥由无机盐、泥浆、泥生物(包括微生物在内)所组成,并含有微量放射性物质。

热泥疗具有明显的温热作用,在局部温热作用影响下,温度升高,毛细血管扩张,血液和淋巴循环加快,新陈代谢加速,皮肤及组织的营养得到改善,组织再生功能增强,促进类风湿性炎症、水肿、粘连、浸润、渗出等病理产物的吸收、消散,并提高了机体防御能力,从而使组织功能康复。淤泥有良好的可塑性和粘滞性,对体表组织可产生压迫、摩擦等刺激作用,促进血液、淋巴液的回流而发挥其治疗作用。淤泥中的各种盐类、微量元素、有机物、胶体物质、气体等被皮肤吸收或附着体表,可作为刺激物亦能起治疗作用。另外,淤泥中的放射性物质,对机体产生放射性辐射与电离辐射,含抗菌物质时,具有抗菌作用。用热泥疗法治疗类风湿性关节炎,具有活血化瘀、消炎止痛等作用。

治疗时泥温保持在 37℃～45℃,采用全身裹泥或局部裹泥法,每次 30～60 分钟或至泥温变凉为止,每日 1～2 次,15～20 次为 1 个疗程。

164. 热沙浴疗法对类风湿性关节炎有什么治疗作用?

夏季利用海滩沙、河滩沙或沙漠沙作为介体,向机体传热而达到治疗目的,称沙浴疗法。沙浴疗法多在海滨浴场疗养地或沙漠地带,医疗用沙要求为纯粹的海滩沙或河滩沙与沙漠沙,不含有粘土与小石块。沙的特性是容易烘热,有较小的比热及导热性,有相当大的吸水性,沙子紧密地贴着体表,可塑性强,因而使热均匀的散出。

热沙的温热作用、机械刺激(沙的重量及其锋利的尖角)作用和其他温热疗法作用相同,主要是增强组织代谢和排汗作用。对于类风湿性关节炎病人有舒筋止痛的作用。治疗时可伴有心率、脉搏、呼吸加快,这是由于热的作用结果,一般患者都能耐受。热沙浴多在下午 1～4 时进行,此时沙的温度最高。可做平卧热沙掩埋,也可以挖坑式,坑深 10 厘米～20 厘米,体表上面再掩埋热沙。每次 30～60 分钟,每日 1 次,15～20 次为 1 个疗程。

在海河区,早、晚沙温较低,不宜作热沙浴治疗,同时受季节、气候、时间等因素的影响,还要预防感冒。而沙漠区受上述因素影响较小,是比较理想的热沙浴治疗场地。

165. 类风湿性关节炎怎样用药物热熨法治疗? 应注意什么?

药物热熨是将中药研成细末,经锅炒热之后,装入事先准备好的布袋内,扎好袋口,将药袋置于痛点、穴位或关节上。热可将药性带入局部皮肤、肌肉内,使局部血管扩张,血流增加,起到治疗作用。常用药方如下:

方1:归尾、香附、独活、红花各30克,透骨草60克,草乌、三棱、莪术各15克,食盐500克,陈醋适量。把上八味药共研细为末,和食盐一起放锅内炒热,温度60℃~70℃时,滴入3~5滴陈醋拌匀,装入布袋内,扎好袋口,放到痛点、穴位或关节上,并用棉制品保温。每日2次,15天为1个疗程。1剂药可使用3~5天。

方2:草乌、地龙、桂枝、食盐各10克,生姜6克,共捣烂研细末,用白酒10毫升烧热,急放纱布袋内。置于肢体的痛点、穴位或关节上。

方3:独活、续断、荆芥、防风、生川乌、羌活、生大黄各10克,胡椒、川芎各8克,共研细末,1剂分3份备用。治疗时,取上述药末,加入75%酒精和醋(酒精和醋为1∶2)调成糊状,按治疗部位大小,将此药糊涂在纱布上,厚度约0.5厘米,再把药物纱布覆盖在治疗部位,使药糊接触皮肤,然后在其上方放置加热物体,如热水袋、热蜡饼,或用红外线、白炽灯泡、红外线电暖器等照射均可,照射距离根据个人感觉而定,药物可反复多次使用,每次使用前需用75%酒精和醋调合,调合后置疼痛点、穴位或关节上。一般5~8次后需更换新药。

药物热熨治疗应注意以下几点:

1. 适用于亚急性、慢性、稳定等各期的治疗。

2. 治疗时随时了解病情变化,及时调整治疗方法。

3. 要注意保护皮肤,谨防皮肤烫伤。在每次做热熨治疗前,应在药垫上盖多层干毛巾或塑料布保持局部温度。

4. 皮肤有损伤者,禁做此治疗。

166. 类风湿性关节炎怎样进行药包热敷法治疗？应注意什么？

药包热敷法是将药物煮热，用布包裹敷于患处或穴位体表而治疗疾病的方法。属热敷法范畴。它借助温热之药力，通过皮毛、腧穴、经络作用于机体，以祛风除湿，温阳散寒，行气活血，通络止痛，从而达到治愈疾病的目的。

(1)处方为当归、海风藤、豨莶草、桃树皮、牛膝、乳香、没药、川芎、红花、天南星、杜仲各 10 克，草乌、姜活、独活、桂枝各 6 克。上药共研细末，装入事先缝好的 8 厘米×15 厘米布袋内，分装 4～5 袋，扎紧袋口。

(2)用沙锅或铝锅，置入中药包，并放入少量的水，以能淹没药包为度。煮沸 10 分钟，即取出药包，凉至 40℃～50℃，以微烫为准，治疗中间还可反复加温。

(3)病人仰卧在治疗床上，将煮沸好的药包置于病人的阿是穴、关节、肌肉、手、足等部位，或分两组，交替放置，全身或肢体用毛毯盖好保温。

(4)每日 1～2 次，每次 30～40 分钟，15～20 次为 1 个疗程。

注意事项

(1)药包温度不能太烫，以防烫伤皮肤。如有烫伤引起水疱，应给予早期处理，下次烫伤局部不能热敷治疗。

(2)药包可反复使用，每付中药可连续使用 10 次左右。

167. 类风湿性关节炎如何用药液热敷法治疗？

药液热敷法是将药物置一铁锅或铝锅内煎煮，用毛巾、纱布或大块布蘸取药液，敷于患处，以治疗疾病的方法。它属热敷的一种，具有疏风除湿，通经活络，散结止痛等作用。

治疗方法

（1）处方为归尾、生半夏、生栀子仁、生大黄、续断、荆芥、防风、艾叶、干姜、威灵仙、川椒、桑枝、桂枝、红花、乳香、郁金、桃仁各 50 克，川芎、草乌、细辛、三棱各 20 克。

（2）铝锅中放入中药，加入 3 000 毫升水，煎煮 40 分钟后，备用。

（3）令病人解开衣裤，俯卧在治疗床上，操作者将毛巾蘸湿煮好的药水，拿起毛巾，稍拧干（以不滴药水为度），以 4 层毛巾，置于病人的肢体关节、肌肉或疼痛部位，并用塑料布盖在毛巾上面，再盖毛毯以保温。约 10 分钟更换热毛巾，如此反复操作 4～6 次。

（4）每日 1～2 次，每次 40～60 分钟，15～20 次为 1 个疗程。

注意事项：同药包热敷法。

168. 类风湿性关节炎如何进行药物熏蒸疗法治疗？

熏蒸疗法是利用药物煮沸或天然矿泉蒸汽来熏蒸肌肤，以达到治疗类风湿的一种方法。此疗法能够促进机体新陈代谢，驱邪而不伤元气，是内病外治，由内透表，舒筋通络，无微不至，无孔不入，发汗而不伤营卫的好方法。此法简便易行，无痛苦，老少皆宜，病人易于接受。可分为全身和局部两种疗法。

（1）全身疗法：建立大小适宜的站立、坐位或卧式蒸疗室，每次能容纳 1～2 人，头部可露在室外，蒸疗室下置一浴盆或大铁锅，盆或锅上有小孔盖，周边可承受重力并有扶手等。锅内放所配的中药，加入水，煮沸，产生药物蒸汽，作用于人体，每次 30～60 分钟，每日 1～2 次，20 次为 1 个疗程。

也可用天然矿泉（地热），或用一定量的天然矿泉水将药物放入,形成热蒸汽,两端搭起木台,上面留有缝隙(小孔),木档或竹网,上面覆盖5厘米青松毛,让病人卧在松毛上面进行熏蒸。治疗方法、时间依病人而定。

注意事项:①如果蒸疗室密封时,应注意通风换气,保持室内温度在37℃~45℃之间。②蒸疗时注意烫伤或蒸汽灼伤。③蒸疗后应在休息室休息30~60分钟,同时注意保温,预防感冒,大量补充水分,适量补充淡盐水、果汁等。④治疗期间随时看望病人或与病人交谈,发现问题,及时解决。⑤对活动性结核病、重症高血压、贫血、心脏病患者及孕妇等,禁用此疗法。

(2)局部熏蒸疗法:将配好的中药煮沸后,根据患者病变部位进行熏蒸,在熏蒸的部位,注意保温,预防烫伤。

手、足熏蒸时,可选用砖2~4块,老陈醋400毫升。将砖置火中烧红,取出时将陈醋缓慢往砖上浇,而产生大量醋蒸汽,将手或足置蒸汽上进行熏蒸,蒸至砖冷为止,在浇醋时注意局部保温和防止皮肤烫伤。每日1~2次,每次40~60分钟,20次为1个疗程。

注意事项:①局部皮肤有破损、炎症时,不宜进行本项治疗。②治疗有过敏者,不宜继续治疗。

(3)药物与配方:①干艾叶、透骨草、益母草、通草、大血树各500克,麻黄、桂枝、石菖蒲、土牛膝各300克,蛇床子、荆芥、威灵仙、莪术各200克,生马钱子100克。②青木香、石楠藤、鸡血藤、桑寄生各500克,爬山虎、透骨草、石菖蒲各250克,大茴香、防风、木通、独活、木瓜、豨莶草、海风藤各200克,生草乌100克。③苏叶、透骨草、伸筋草各500克,木通、海桐皮、苏木、白芥子、牛膝各300克,威灵仙、生川乌、独活各250克,豨莶草、皂刺各200克,桂枝150克。

治疗时任选一个外用方剂即可。以上方药,切忌内服。

169.类风湿性关节炎患者在家庭进行热疗时应注意什么?

热疗方法多种多样,可就地取材,灵活运用。每次热疗时间 20～60 分钟,每日 2～3 次,很适合家庭治疗。但要注意以下情况:

(1)每次操作时,对患者要有强烈的责任心和同情心,要有耐心,并仔细操作,千万不可粗心大意。否则,可能造成电击伤或是局部皮肤烫伤,给病人造成不必要的痛苦。治疗中发生了烫伤,应及时妥善处理创面。

(2)不论是物理疗法、中药熏蒸、中药热熨、或家庭热烘、热敷等,均应严格按操作规程进行,仔细阅读操作的程序,避免损坏设备。

(3)治疗期间要经常询问病人的舒适感和耐受程度,必要时再加大剂量,以增加治疗效果,如有不良反应时须更换治疗方案。

(4)患者在治疗期间身体已是带电体,此时严禁触摸正在工作的电器。同时在治疗前一定要注意安全,应摘掉手表、钥匙等金属物体,以防电击伤。

(5)外用中药多有毒性,要贴好标签,放在一定位置。对皮肤破损者要慎用,也要防止他人误服、误用。

(6)所有热敷类治疗应注意防止烫伤、烧伤,同时在治疗后注意局部保温,不能裸露并注意预防虚脱、感冒等。必要时关节用绷带包扎在功能位,预防受冷后,关节或指(趾)端呈半脱位或变形。

170. 类风湿性关节炎有哪些外敷(贴)治疗方法？

类风湿性关节炎的外敷疗法又称敷贴疗法,是将药物直接敷在人体的特定部位进行治疗疾病的一种方法。本法避免了药物对胃肠道和肝脏的影响,提高药物的疗效,而且毒副作用小,简便易行,效果肯定。中医认为"外治之理即内治之理,外治之药即内治之药,所异者法耳",所以在采用外治疗法时,同样应运用祖国医学整体观念,必须辨证论治。中医对类风湿的辨证表明,治疗应根据病人病情、病证来选用外敷药方,进行加工敷治。外敷治疗方法列举如下:

方1:白胡椒20克,杉木炭30克,威灵仙15克。同研为细末,用蛋清适量,醋5毫升,调成糊状,敷于患处,用塑料膜裹好,外层用绷带包扎。本方适用于关节冷痛。

方2:生半夏、生南星、生川乌、生草乌各15克,肉桂、樟脑各10克。上药共研细末,用50%的酒精调成糊状,敷于患处。待患处发热后即可去药,间断敷贴,每日3～4次,每次30～60分钟。本方适用于寒痹。

方3:生半夏30克,生栀子仁50克,红花10克,生大黄、桃仁各15克。上药共研细末,用醋调成糊状,敷于患处,外层同方1包扎。本方适用于关节红、肿、热、痛的热敷。

方4:川乌、草乌、生南星、附子各30克,炮姜、赤芍各90克,肉桂、白芷各15克,细辛6克。把上药共研细末装瓶备用。用时根据病变部位适量取药,加50毫升酒精调成糊状,敷患部,厚约0.5厘米～1厘米,外层同方1包扎。本方对风寒湿痹急性发作者适用。

方5:木通、白芥子、白芷各10克,乳香4克,土牛膝、透骨草各20克。上药共研细末,用白酒、蜂蜜各适量,调成糊状,适当加热后敷患处,每日1～2次,每次敷60～100分钟。本方适用于慢性类风湿性关节炎。

方6:草乌、川乌、鸡血藤、川芎各10克,牛膝、当归、生香附、木瓜各12克,独活、郁金、莪术各6克,细辛3克。将上药共研细末,生姜250克捣碎,与上药和匀。用75度或高度白酒调成糊状,敷在患处,每日1～2次,每次60～100分钟。本方适用于慢性类风湿性关节炎。

方7:生草乌、肉桂、苍术、白芥子、甘松根各20克,干姜100克,川芎30克,细辛、麻黄、马钱子各10克。上药共研细末装瓶备用。每次用时取3克～5克用75%酒精或少许醋精调匀,或掺在其他膏药中,贴患处。本方适用于关节冷痛,每日1～2次,每次60～100分钟。

方8:乌龙膏。生川乌、生草乌、生南星、生半夏、地龙、桃仁、红花、全蝎、丝瓜络各20克,桑枝、桂枝、肉桂、木防己、木瓜、干姜、秦艽、桑树根皮、防风、独活、苍术、紫花地丁各30克,麻黄25克,细辛15克,豨莶草50克。用上药加水3000毫升,先煎汁1500毫升,再加水3000毫升,煎取汁1500毫升,两次取汁3000毫升,再加70%酒精或高度白酒1000毫升,冷却后装瓶密封备用。用时,以药液浸湿纱布,外敷患处,每日1～2次或每日往纱布加药液1～2次,每次100～180分钟。

方9:痹证膏。马钱子1000克,青风藤、当归、广丹、鸡血藤各2000克,川乌、草乌、乳香、没药各150克,香油2000毫升。先将马钱子入油内炸至棕黑色,捞出。除广丹外,将余药入油煎熬至药枯,滤除渣滓,留其油。根据下丹方式要求不同,依法炼油。火上下丹法炼油,取药油微炼即可;离火下丹法炼油,取药油置铁锅内再文火熬炼,同时用勺撩油,散发浓烟至烟微现白色时,蘸取少许,滴水成珠,并吹之不散,立即停止加热。随即将炒后过筛的广丹徐徐加入油内,每千克油加广丹约399克～437克,用槐树条搅匀,化合成膏。喷洒冷水,使浓烟出尽,置冷水内浸泡8～10日,每日换水1～2次。将药膏分摊在牛皮纸上,对折备用。用时微加温敷贴患处。

方10:熨风散:防风、独活、姜活、当归、白芍、吴茱萸、肉桂、芫花、桂枝各6克。上药共研成细末,红皮葱连须200克,捣烂后与药末调匀,醋炒热,布包趁热敷贴关节患处,每付中药可用3～5次,每日用2～3次,每次敷2～3小时,中药干后可用白酒或醋适量调软即可续用。本方适用于慢性类风湿性关节炎。

171. 治疗类风湿性关节炎常用哪些手法?须注意些什么?

治疗类风湿性关节炎常用手法有:按法、摩法、推法、拿法、捏法、揉法、滚法、擦法、击打法、弹筋(拨络)法、点穴法、屈伸法等。

注意事项有以下几点:

(1)手法操作应做到刚柔相济,繁简并重。其强度一般以患者有舒适感、发热感、缓痛感、松快感为度,若发现有头晕、面色苍白、出冷汗、恶心、呕吐等,应立即停止手法操作。

(2)对年老、体弱者和少年儿童应禁用或慎用手法治疗,尤其对老年骨质疏松症、高血压、严重冠心病的患者,应绝对禁用手法治疗。

(3)局部有炎症,皮肤有开放性伤口,肌腱或韧带有大部或已完全断裂者亦应绝对禁用手法治疗。

(4)对怀疑或确诊有组织肿瘤、骨关节结核、骨髓炎或血液病、出血倾向的患者,都应绝对禁用手法治疗。

（5）精神病患者和不能配合治疗者，不宜应用手法治疗。

172. 为什么类风湿性关节炎病人要提倡自我治疗？

类风湿性关节炎是一种常见病、多发病，致残率高。单纯依靠医务人员来解除其病痛不切实际。较好的方法是在医务人员给予正规治疗的同时，患者在家庭、工作暇余，根据个人病情特点和实际条件，运用自己可以掌握的治疗技术和保健知识，采用相应的自我治疗方法，变被动为主动，自己给自己治病。

这些自我治疗方法包括：纠正和改善不良姿势和体位；坚持医疗体育，加强肌肉功能锻炼；合理应用中药热敷、针灸、按摩等；加强自我保健。因此，患者必须做到以下几点：

（1）在进一步了解疾病的基础上，积极主动地配合医务人员的正规治疗。如患者在急性期则需要适当卧床休息，制动，以保持手部功能体位的相对稳定，巩固疗效。

（2）增强自我防护和预防意识。在进行自我治疗的同时，可以了解有关类风湿性关节炎的医学知识，加强自我保护，注意预防和保健，对战胜疾病，恢复功能有很大的帮助。

（3）尽管治疗类风湿性关节炎有很多方法，但其复发率、致残率仍很高，如果患者掌握了自我保健、预防和治疗后，一旦出现复发的先兆时，就可以及时采取简单而行之有效的自我保护措施，控制病情，以降低类风湿性关节炎的复发率、致残率。

173. 怎样用拍打法治疗类风湿性关节炎？

病人俯卧在治疗床上，松开腰带，腰部和双下肢均裸露，令病人全身放松。

操作者事先修剪好指甲,站在病人的一侧,将丁香油与少许配制好的外用药酒倒在要进行治疗的皮肤上,用手掌均匀揸平后,五指并拢在病人的腰、骶、髋和双下肢进行均匀拍打,拍击的力量以病人的皮肤发红为度。每拍打 3～5 遍后,用示指和中指在病人的夹脊、肾俞、环跳、殷扶、委中、承山、昆仑、肩井、手三里、曲池、合谷等穴位进行重点指压,每穴指压 12 分钟左右,再进行拍打,每次拍打以病人舒适为宜。

每次拍打 30～50 分钟,每日 1～2 次,15～20 次为 1 个疗程。病人也可在家人协助下进行治疗。此法适用于关节、肌肉痹证,慢性劳损或损伤。

治疗时保持室内温度,预防感冒。在指压和拍打治疗中,严禁损伤病人肌肤,如有皮肤破损,应及时处理,下次治疗时,应尽可能避开。

174. 治疗类风湿性关节炎可采用哪些推拿手法？如何操作？

推拿疗法历史悠久,源远流长,流派众多,各流派又有其特色手法。在治疗类风湿性关节炎时,应根据患者病情进展的不同阶段,选用合适手法。现将常用治疗手法介绍如下:

(1)急性期:处于急性发作期的患者,疼痛剧烈,活动受限,以炎性渗出为主,治疗时推拿手法不宜太重。常用的手法有捏法、揉法、推法、按法等。主要目的在于缓解肌肉痉挛,减轻疼痛症状,促进局部血液循环,以利炎症吸收。治疗后应尽量卧床休息,减少刺激,以免病情加重。

(2)慢性期:对于慢性类风湿性关节炎病人,因时间较长,病情相对稳定,可适当选用捏、揉、推、弹拨、按等手法,能起到治疗与预防疾病复发的作用。

具体操作方法如下：

(1)直推法：操作者以鱼际、掌根、全掌等不同手势，着力于患者一定部位，做直线前推，称为直推法。患类风湿性关节炎、腰背痛的患者应用直推法时，令患者俯卧于床上，用按摩乳涂于腰骶部、臀部（患侧）、下肢的后外侧，以单手或双手直推，可用鱼际或全掌，自上而下，动作稍慢，力量均匀柔和，在腰骶部、臀部、小腿腓肠肌部，可力量稍大，次数稍多。此法可使肌肉放松，血液循环加快。

(2)掌揉法：患者俯卧位，操作者以单手或双手叠加，以手掌的鱼际部位贴于患者的肌肤，借用双臂的力量做环行向前的按揉，从腰骶部直到腓肠肌部，由轻到重，遇到肌紧张、痉挛的部位重点按揉，以逐渐解除肌肉痉挛和深层筋膜、韧带的粘连。本法施术要点是操作者手掌部一定要压紧患者皮肤，力量深入，不宜在皮肤表面上搓来搓去。

(3)指揉法：患者俯卧位，操作者用拇指末节背伸，以指腹、指侧着力，腕部用力做柔和、富有弹性地回旋揉法，重点是腰背部，四肢关节、肌肉、穴位和压痛点，遇到肌结节部位时着力按揉。本法对解除肌肉结节和痉挛疗效非常明显。

(4)弹拨法：患者俯卧位或侧卧位，在臀大肌、臀上皮神经点、梨状肌、臀筋膜等易粘连的部位，操作者双拇指并拢按于病变部位，余指置于上方，双拇指用力对结节进行弹拨，如弹弦状，可有效地剥离粘连，解除痉挛。

(5)提拿法：患者俯卧位，操作者双手置于患者下肢，拿住或提起病变部位的肌肉，然后放下，如此反复进行，可迅速缓解下肢肌肉的紧张和痉挛，促进血液循环。

(6)滚通法：患者俯卧位，操作者用手背及小鱼际部在患者的病变部位，通过腕关节屈伸外旋的连续往返活动，使产生的力轻重交替,持续不断地作用于四肢有病变的肌肉。频率不宜太快,要有节奏感,使全身的肌肉放松,疼痛反应减轻。

(7)肘运法:患者俯卧位,操作者袒露肘关节,前臂屈曲,肘尖置于病变部位,做表里俱动、幅度较大、速度均匀的压旋运动,带动肌肉,勿离部位,柔和深透。重点作用于臀部等肌肉丰厚之处。

(8)空心掌:操作者以指端,大小鱼际,掌根相配合,在患者病变部位上有节奏地叩打。具体操作方法是:肘关节自然弯曲,五指并拢屈曲,使手掌呈勺形,掌心虚空,腕部运动带动掌的活动,以指端、鱼际、掌根同时着力于病变部位,如此自上而下叩打,有节奏地连续操作,也可双掌操作。本手法可使患者感到舒适轻松,以达到肌肉放松,活血通络的作用。

(9)掌剁法:操作者用单掌、双掌、合掌的小指掌侧面小鱼际部,如刀剁式,着力于患者病变部位,起落交替操作即为掌剁法。掌剁法的操作要点是要求肘关节和腕关节活动灵活、轻巧,着力富有弹性,速度由慢到快,节奏规律有序。掌剁法根据着力部位可分为单掌剁、双掌剁、合掌剁。掌剁法对腰背部、四肢肌肉的痉挛疼痛、关节僵硬、闪腰岔气疗效显著,也可作为推拿治疗的收势手法,缓解某些推拿手法的疼痛刺激。

175. 类风湿性关节炎病人怎样做自我推拿治疗?

自己给自己推拿或按摩、活动肢体等叫自我推拿按摩。这是我国传统的一种健身方法,几千年来在养生、保健、防治疾病等方面起到很好的作用。自我推拿按摩的特点是:意、气、行结合,自我推拿按摩时,要求思想要专注集中,调节呼吸,动作要有意识支配。

类风湿性关节炎病人可用以下方法自我推拿按摩,并配合其他治疗：

（1）摩肾堂：两手掌或拳背紧贴在背后脊柱两侧，由两手尽可能摸到的最高位置开始，然后往下摩擦，经肾俞直到尾骨，顺序作30次。中医学认为，风邪伤人多由背部入侵，主张"背亦常暖"。《景岳全书》强调"风邪伤人，必在背部、颈根之间"。所以，在背部、肩胛骨及肩关节等处予以运动、扭转，能散一身诸证，有主治百病无所不疗的功效。腰为肾之府，足少阴之别贯腰，足太阳之直抵腰，督脉夹脊抵腰，足阳明之筋循助属脊，足太阳之筋者着背，因之背、腰部。尤其对肾俞、命门、尾闾等穴的刺激，可以散发津液，下通水液，有滋阴润燥、泻热消火、培养下元功效。

（2）拿下肢：用一手或两手从大腿根部开始捏拿至踝部止，自上而下，顺捏20次，每日3～4次，有防治患肢肌肉萎缩，减轻疼痛，疏通经络的作用。因为患者的患肢疼痛，活动负重减少，肌肉可能出现废用性萎缩，时常捏拿可有效地预防，又可刺激周围神经，促进损伤神经的恢复。

（3）通经络：患者在患侧下肢循经压穴，如腰俞、肾俞、承扶、殷门、委中、承山、昆仑、环跳、阳陵泉、双上肢、肩部、手三里、曲池、合谷等穴。每穴按压时有酸胀感，持续按压1～2分钟，以疏通经络、减轻疼痛。

（4）拍打：以单手或双手掌或空心拳，自上而下，先两侧后前后，顺序拍打患肢。每日3～4次，每次20～30分钟。

患者行自我推拿时，可不拘时间、次数，动作要轻柔、缓和，以自感舒适为宜。患者自行操作时可隔衣或裸露患肢，但裸露时注意保暖和充足的休息。

176. 类风湿性关节炎如何进行击打、弹筋、点穴手法治疗？

(1)击打法：击打法是用手掌或小鱼际掌、空心拳叩击，击打损伤部位或病变部位的一种方法。用拳捶击肌肤叫捶击法；用手掌拍打患处的手法叫拍打法；这两种方法并用，称击打法。

①操作要点。自上而下，自左而右，反复击打，击打时要求用力轻巧而有弹感，免得患者有震动感。动作要有节奏、快慢一致，不要击打骨骼突出部位。

②功效。具有疏通气血，驱风散寒，舒筋止痛，消除外伤后瘀结及疲劳酸胀等作用。击打法适用于腰背、臀部、大腿等肌肉丰厚的部位，对陈旧性损伤或风寒湿证者有较好的疗效。

(2)弹筋法：弹筋法是指触摸之而起，起而能弹的治疗方法。

①操作要点。常用拇指或示指、中指指腹相对顺肌肉走行的垂直方向，用力将肌束、肌腱、神经用力提拉，然后迅速放开，使其弹回，反复操作 20 次左右。

②功效。具有解除肌肉痉挛，松解粘连，活血消肿，祛瘀止痛的作用。适用于急、慢性关节渗出、肿胀致关节周围肌肉痉挛或粘连者，对颈、背、腰、臀等部位也可应用。

(3)点穴法：点穴法是根据经络循行路线，选择适当的穴位，用手指在经穴上点压、按摩，又称穴道按摩。

①操作要点。用拇指、示指、中指或一指点法，或五指捏在一起并拢呈五指点法。用力大小可分为轻、中、重按三种。

轻按：是以腕关节为活动中心，主要用腕部力量，以肘和肩关节协调配合。其力轻而富有弹性，是一种轻刺激手法，多用于小儿及年老体弱者。

中按：是以肘关节为活动中心，主要用上臂的力量，腕关节固定，肩关节予以协调配合，是一种中等刺激手法。

重按：是以肩关节为活动中心，主要用上臂的力量，腕关节固定，肘关节予以协调配合，是一种强刺激手法，多用于青壮年患者及软组织丰厚部位。

②功效。具有疏通经络，疏通气血，调和脏腑，平衡阴阳，防病疗伤的作用。多用于腰背、四肢的肌肉、关节慢性损伤或痹证性疾病治疗。

177. 类风湿性关节炎怎样进行捏、揉、滚及擦手法治疗？

(1)捏法：捏法是用拇指与示、中指夹住施治部位，或以拇指与其余四指对合力，着力施治部位反复交替、自上而下的捏动手法。

①操作要点。捏法的动作与拿法相似，手指用力较轻。患者俯卧位，肌肉放松，操作者用两手拇指桡侧面夹起脊柱两侧皮肤，随捏随提，顺着经络的行走方向，自上而下，从脊柱的大椎穴向下至龟尾穴，再沿着脊柱两侧至双下肢提捏，示、中指与拇指要相对捏紧皮肤。

②功效。舒筋通络，行气活血。适用于颈项部、腰背部、四肢软组织损伤等。

(2)揉法：是用手指罗纹面或手掌根部在皮肤上作轻柔缓和地回旋揉动的一种手法。用大鱼际或掌根部揉称掌摩法，用指面揉的称指揉法。

①操作要点。揉动的手指或手掌一般不移开接触的皮肤，应用腕力使该处的皮下组织随手或手掌的揉动而滑动，点穴揉用手指指腹揉，大面积用手掌揉。

②功效。本法较柔和，适用于四肢、颈项、躯干部的伤筋。

（3）滚法：滚法是指用手背掌指关节突出部附着在一定的部位或穴位上滚动的手法。

①操作要点。分侧滚法和直滚法。侧滚法是用手背近小指侧部分附在治疗部位，通过腕关节屈伸、外旋连续不断地在治疗部位运动。肩、臂、腕关节要放松，手指任其自然，肘关节呈半屈曲位。

直滚法是用手握空拳，除拇指外四指的第一指间关节突起着力于体表的治疗部位，做均匀的前后往返摆动，着力点要紧贴皮肤，腕部要放松，用力要均匀，摆动要灵活。

②功效。本法具有调和营卫，疏通经络，解痉止痛，促进血液循环及解除肌肉疲劳的作用。主要作用于四肢及腰背部等肌肉丰厚的部位。

（4）擦法：擦法是用手掌的大小鱼际、掌根或手指在皮肤上作直线往返摩擦的一种手法。也可用空心拳进行梳发式的擦摩。

①操作要点。腕关节伸直，使前臂与手接近相平，手指自然分开，以肩关节为支点，用上臂带动手掌，力量要大而均匀，一般速度为每分钟 90～110 次，动作要灵巧而连续不断，使皮肤微红，有温热舒适感。注意操作时手掌只能接触肌肤，不可带动深层组织，施术时一般要用些润滑剂，以防擦破皮肤。

②功效。本法具有活血祛瘀，舒肌展肤，消肿止痛，祛风散寒，温经通络的作用。多用于腰背、四肢肌肉酸痛及湿痹痛等证。

178. 类风湿性关节炎怎样进行按、摩、推、拿手法治疗？

（1）按法：按法是用右手拇指、示指、中指的指腹或掌根、肘顶部着力于体表病变部位或穴位，逐渐用力下压的一种手法。

①操作要点。通过拇指或掌根、肘顶部按压的力量作用于病变部位或以双手重叠在一起圆心螺旋式或均匀式按压,必要时术者可用身体前倾的姿势加强按压力。用力的大小视病人、病情需要及身体的部位和病人耐受程度而定,肘顶加压一般用于腰臀部肌肉特别发达或较肥胖患者。

②功效。具有活血化瘀、散结、调和气血、解痉止痛的作用。多用于类风湿的亚急性期、慢性期、缓解期和稳定期的辅助治疗。

(2)摩法:摩法是用手掌面或示指、中指、环指指腹放置于体表穴位或病变部位上,以腕关节连同前臂轻轻地、慢慢地、均匀地做圆形的有节律的摩动。

①操作要点。肘关节自然屈曲,腕部放松,掌指自然伸直,着力部分要随着腕关节连同前臂作盘旋运动,由浅入深,由表及里,由慢到快,和缓自如地摩动,每分钟 100～120 次。

②功效。本法具有行气和血,消瘀散肿的作用,刺激轻柔缓和,是按摩胸腹、胁肋、四肢的常用手法。

(3)推法:推法是用指腹、手掌或肘部平衡地着力于肢体的一定部位上,缓慢地上下或左右推动。

①操作要点。操作时手与着力部位要贴紧,做到推力于皮肤,作用于骨肉、脏腑。用力要深沉平衡,不可跳跃、忽重忽轻,推动力度要缓慢而均匀。

②功效。具有温经散结,舒筋通络,驱风散寒,活血止血,调和气血之功效。常用于颈、四肢类风湿性关节炎和腰背、四肢等软组织损伤、陈旧性组织劳损等。

(4)拿法:捏而提起谓之拿。拿法是以单手或双手的拇指与其四指对合呈钳形,施以夹力提拿于施治部位。根据施治部位的不同,可分为三指拿、四指拿和五指拿法。

①操作要点。施力时,手指应在一定的部位或穴位上进行有节律的提捏,手指用力应呈对称性持续的、由轻到重;再由重到轻,由浅到深;再由深到浅。不可突然用力,边提拿边连续地旋转移动,上下、前后越过关节顺序移动,将拿于手指中肌肉逐渐挤捏松脱滑弃,动作柔缓而连贯。本法常用于颈项、肩、背、四肢。

②功效。本法具有通经活络,散寒祛邪,活血止痛之功效。常用于四肢关节、肌肉痛,对类风湿性关节炎防止肌肉萎缩等有效。

179. 手法推拿治疗类风湿性关节炎时应注意些什么?

(1)手法推拿操作应做到刚柔相济,繁简并重,其强度一般以患者有舒适感、发热感、缓痛感、松快感为度。若发现或患者自述有头晕、面色苍白、出冷汗、恶心、呕吐等症状,应立即停止手法操作,让患者平卧休息。

(2)对体弱年老者,妇女,尤其对老年妇女,以及伴有严重骨质疏松、高血压危象、严重冠心病等患者,手法应轻柔。

(3)对怀疑或已确诊肿瘤、骨关节结核、骨髓炎或其他疾病,如血液病,有出血倾向者等,均应绝对禁用重手法治疗。

(4)对局部有炎症,皮肤有伤口,肌腱或韧带有大部或已完全断裂者,精神病患者,不能配合治疗者等,都不宜用手法推拿治疗。

180. 如何用体针疗法对类风湿性关节炎进行治疗? 应注意什么?

据观察人体生物钟,上午 10~12 时为针灸治疗最佳时

间。因此,类风湿病人在行针灸治疗时应考虑治疗时间。治疗操作如下:

(1)病人取舒适体位,利于正确取穴与操作,治疗中嘱病人不要移动体位,以防引起滞针、弯针、断针。

(2)针刺前,术者应将手洗净,选准穴位后用 75%酒精(乙醇)消毒。

(3)根据针刺穴位及治疗需要,选择适当长度及粗细的针,并注意检查,凡发现针尖倒钩、变钝、生锈、针柄松动等情况,均应经修理后方可使用。

(4)进针时,针尖应迅速通过皮肤,然后逐渐刺入,待有针感(酸、麻、胀等)后,按病情施行不同手法。

(5)留针时间一般为 10~20 分钟。

(6)出针时,先将针体轻轻捻转向上提起,至皮下后即迅速拔出。针眼出血者,用无菌棉球轻压针眼皮肤,注意核对针数,防止遗留在病人身上。

(7)每日 1 次,视病情而定,一般以 10~15 次为 1 个疗程。

注意事项

(1)应熟悉重要器官附近的穴位与周围组织的解剖关系,切实掌握针刺深度与方向。

(2)针刺应避开血管与瘢痕。

(3)进针手法要轻柔,对初次接受针刺者,手法不宜过重,以免发生滞针、晕针、断针等意外。

(4)遇过劳、过饱、大汗和饥饿等患者暂不针刺,或经休息、进食后再针刺。

181. 类风湿性关节炎的针灸治疗常用取穴部位与穴位有哪些?

针灸治疗类风湿性关节炎的作用,主要是通过针刺经络腧穴而通经活络、调和气血。中医认为"通则不痛,痛则不通"。通过针灸刺激机体免疫系统而达到辅助消炎、消肿、解痉、止痛的治疗目的。常用取穴部位与穴位有:

(1)头部:百会、天柱、风池、印堂、睛明、听宫、听会、攒竹、上关、下关、颊车、迎香、人中、地仓、承浆、天冲、完骨、强间、风府、上星等穴位。

(2)上肢(双侧):肩髃、肩髎、肩井、臑俞、曲池、手三里、尺泽、天井、外关、阳溪、阳池、腕骨、合谷、二间、三间、四缝、后溪、八邪等穴。

(3)下肢(双侧):环跳、风市、承扶、殷门、阳陵泉、委中、梁丘、犊鼻、阴陵泉、足三里、三阴交、申脉、丘墟、昆仑、公孙、太白、血海等穴。

(4)胸腹部:乳中、乳根、天枢、上脘、中脘、膻中、关元、气海、幽门、水道、中注、神阙、曲骨等穴。

(5)背腰部:大椎、风门、肺俞、胃俞、肝俞、肾俞、大肠俞、小肠俞、膀胱俞、水沟、身柱、腰眼、腰阳关、长强、秩边、尾椎等穴。

依病情选取上述穴位外,还可选取关节附近的穴位和阿是穴。依类风湿病程,还可施行针、灸和电针等治疗。

182. 怎样用电针疗法治疗类风湿性关节炎?应注意什么?

(1)病人俯卧在治疗床上,取舒适体位。

(2)针刺有针感后,即将电针机两条输出线分别接在针柄上,如需多穴位治疗,可接数对输出导线。事先检查电针机各输出旋钮是否在"0"位,将波形开关拨至所需波档,调整频率,接通电源,然后缓慢调节输出电位器至所需电流强度。治疗结束时先将输出电位器缓慢退至"0"位,关闭电源开关,取下导线,拔针。

(3)根据病情选用适当波形与频率,利用电针镇静、镇痛、消炎作用时,可选用较高频率的密波、疏密波;利用电针兴奋神经及加强肌张力时可选用较慢频率的疏波、断续波、锯齿波。

(4)电流强度一般由小到大,以患者能耐受为宜。治疗中,还可以适当加大电流强度。

(5)以上午10~12时为最佳治疗时间。治疗一般每次20~30分钟,每日1次,10~15次为1个疗程。

注意事项

(1)体针的注意事项均应遵守。

(2)严格遵守机器操作规程,以免因突然强电流刺激,引起断针及其他事故。

(3)治疗中如电流输出量时大时小,时断时续,常因导线接触不良,应暂停待修。

183. 怎样用艾灸疗法治疗类风湿性关节炎?应注意什么?

艾灸治疗方法

(1)体位:指导患者自然摆好体位,暴露选择所治疗穴位。体位选择要以能坚持较长时间治疗为原则。

(2)艾条灸法(温和灸):将艾条的一端点燃,对准应灸的腧穴部位或患肢,约距皮肤2厘米~3厘米,进行熏烤,使病人局部有温热而无灼痛为宜,一般每穴位灸5~7分钟,至皮肤红晕为度。

（3）艾炷灸法：直接灸是将灸炷直接放在穴位皮肤上，点燃顶端，燃至病人有灼热感即取下，另换一壮，一般连续灸3～5壮。间接灸是在艾炷下放姜片、蒜片、附子饼、食盐等施灸，其灸法同上。

（4）温针灸法：毫针留针过程中，将纯净细软的艾绒捏在针尾上，或用艾条插在针柄上点燃施灸。

（5）其他：一般每日1～2次，10次为1个疗程。常与体针疗法配合使用。

注意事项

（1）掌握热量，防止烫伤，尤其对局部皮肤知觉减退及昏迷病人。

（2）做好防护，以防艾火掉下烧伤皮肤或烧坏衣服、被褥。

（3）艾灸容易起疱，应注意观察，如已起疱不可擦破，任其自然吸收；如水疱过大，用75％酒精（乙醇）消毒后，用注射器将疱内液体抽出，外涂甲紫或2.5％碘酒，再用敷料保护，以防感染。

184. 拔罐疗法治疗类风湿性关节炎有哪几种方式？应注意些什么？

拔罐疗法是根据经络理论以罐为工具，利用燃烧排除罐内空气，造成负压，使罐吸附于病变部位，产生温热或吸力对组织刺激，以促进局部血液循环，加速新陈代谢，改善营养状况，促使组织愈合。

罐的种类很多，如竹罐、铜罐、陶罐和玻璃罐等。这些罐可以购买，亦可自制或就地取材等。如竹罐很容易做，一头开口，一头留节作底即可，罐口用刀或砂纸打光，以免划伤皮肤。

拔罐的方式有投火法、闪火法、抽气法、药罐法、推罐法、留针拔罐法和刺络拔罐法等。这些方法要因病、因人、因部位而异。

(1)闪火法:用镊子夹着燃烧棉球,在罐子内壁划一圈,随即抽出棉球,迅速将罐口扣在疼痛部位上即可。

(2)投火法:用酒精棉球(纸片)燃烧后投入罐内,随即将罐子扣在病变部位上即可。

(3)抽气法:将青霉素空瓶磨去瓶底,打光钝口,紧扣在疼痛部位,再用注射器从橡皮塞内抽出瓶内空气,即可吸紧皮肤。

(4)药罐法:做一个去底的青霉素空瓶装入配制的药液半瓶,紧扣在疼痛部位,再用注射器从橡皮塞内抽出空气,即可使瓶口吸紧。

(5)推罐法:先在治疗的区域涂上一层润滑油(凡士林或食用油),将罐吸住后,操作者双手扶住罐向上下推动 6～10次,至皮肤出现青紫色即可。

(6)留针拔罐法:将毫针柄裹酒精棉球,刺入穴位留针,棉球点燃后,将火罐罩紧,产生负压,即可吸紧。

(7)刺络拔罐法:在病变的部位用酒精消毒,等酒精挥发后,用梅花针扣击,待皮肤出现潮红即可进行拔罐。

拔罐后,留罐 10～20 分钟。取罐时不可硬拔,以免拉伤皮肤,可用一手指在罐口边缘处往下压,使罐口与皮肤露出一小缝,空气进入,罐子便自然落下。

注意事项

(1)使用酒精闪火时,棉球要少蘸酒精,防止酒精过多,吸力太大,造成烫伤。

(2)要注意拔罐的禁忌证,如白血病、血小板减少性紫癜、出血性过敏性紫癜、心力衰竭、妊娠 4 个月以上孕妇、严重的全身性皮肤病、恶病质患者等，均不要拔罐。

（3）第二次拔罐时，要选择未拔过的地方拔。

（4）拔罐前检查局部，须无外伤、破溃、骨折，如有者，不宜用拔罐疗法。

185. 如何用足部按摩治疗类风湿性关节炎？操作手法有哪些？

足底按摩也称足反射区按摩疗法，是通过在足底的一定部位施以按摩方式，以达到治病防病的目的。

中医学认为，脚跟为"精气之跟"。足三阳、足三阴经上连脏腑，下达足部，通过对足部穴位的按摩刺激，通过经络的传导功能，以达到调节脏腑气血，平衡机体阴阳的目的。现代研究提示，足部有人体各部器官的反射区，能反射相关器官或部位的病变，而按摩刺激这些反射区，则能调节相应的患病器官，增强免疫功能。只要适当刺激足部相应穴位或反射区，对坐骨神经痛的患者就能起到一定的辅助治疗作用。操作时可依据病情在足部寻找反射区图，对肾区、输尿管区、内分泌区、上肢区、膀胱区、腰椎区、髋关节区和下肢区等，各反复按摩10遍，全足按摩25分钟，每日治疗1～2次，自行治疗也可多次。

足底按摩的操作手法如下：

（1）触摸法：是最常用的一种手法，通过触摸来察觉病变所处的反射区，再来施按摩手法。同时也能观察患者对手法的心理反应。

（2）揉捏法：是将肌肉及皮肤捏在手中，用双手交替作扭曲活动。

（3）运推法：是一种不扭曲的预捏法，只在皮肤表层捏。

（4）摩擦法：用掌心或一个手指或几个手指指端摩擦，使皮肤及深层产生位移。

（5）轻抚法：以手掌面或用指尖在表皮滑动。

（6）推压法：用指尖或手掌垂直加压于治疗部位，这是摩擦法的补充手法。

（7）颤动法：它是用手掌或指尖不断地重复进行的有节奏的颤动，产生深透的机械性波动波及到体内。

（8）叩击法：其盘点是用手指、掌根或掌心捶击反射区，最常用的是以小指的尺侧缘叩击，施术时手指分开，自然微屈，又称斩剁法。

足底按摩安全简便，易于学习掌握，也可自学自用，适用于类风湿性关节炎的慢性期、稳定期治疗，或进行自我保健治疗等。全身情况较差或有出血、便血等的患者，不宜采用此法治疗。

186. 类风湿性关节炎的康复治疗有哪些主要内容？

康复是指人体从伤、病、残的现状恢复到原正常或接近正常状态。康复治疗把类风湿性关节炎功能的损伤减少到最低程度。

（1）临床治疗：继续急性、亚急性和慢性期的各种综合治疗，目的在于控制关节组织免疫性炎症的进展，减轻或消除关节炎的疼痛或肿胀，减少类风湿性关节炎的各种并发症。主要应用西药、中医中药，理疗、手术等。

（2）改善与恢复关节功能：关节是人体运动系统中的重要器官，承受着人体支持与运动的重要功能。类风湿性关节炎所致的关节功能障碍，可通过康复治疗，改善和恢复关节与软组织的功能，保持病人的身体运动、生活、工作、学习与劳动的能力。康复治疗主要是进行各个关节功能锻炼,职业劳动操作、日常生活动作等训练。

(3)心理康复:目的在于消除病人的压抑和忧郁心理,悲观失望,多愁善感,甚至精神失常等精神因素,诱导病人增强战胜疾病的信心,以乐观的心态和坚强的意志,身残志不残,身残志更坚,与疾病作顽强的斗争,战胜疾病恢复健康。

(4)环境的协调:类风湿性关节炎病人的周围环境非常重要,病人的家人、朋友、同事的理解、同情、关怀和支持,医护人员的一言一行都至关重要,不可轻率表态为不治之症或保证治愈,要以热情、安慰、实事求是、鼓励等方式调动病人战胜疾病的决心和信心。

187. 类风湿性关节炎怎样进行关节锻炼?

根据受损的关节不同,活动方式方法与活动量均不同,因此关节锻炼应由病情所决定,活动量由小开始,关节活动度逐渐加大,循序渐进,持之以恒。

(1)颈部操:双手叉腰,头部做低头、仰头、左右转头动作,做"∞"字运动,顺时针做 4 次,逆时针做 4 次。每日 2～4 次,每次 6～10 分钟。

注意动作缓慢进行,运动中出现头晕、目眩、恶心、手麻者,应立即停止运动,坐或卧床休息。

(2)肩关节操:依病情而定。

①拳肘运动。双手外展伸平,双手握空拳,做旋转动作,再屈肘,双拳向头部紧靠,伸直、屈肘、双拳向头部紧靠。连续 6～10 次,可坐位或站立做,每日 2～4 次,每次 8～10 分钟。

②臂肩运动。一臂由前方伸向对侧肩部,另一手掌托肘,帮助手掌越过对侧肩,手指能越过肩胛更好。交叉对换位置。

每日 3～4 次,每次 8～10 分钟。

③手指爬墙。面对墙壁站立,肘伸直,做手指爬墙运动,尽可能达到最高的高度(上体应保持正直,不要耸肩),可以双手做,也可单手做,单手者可交换位置进行练习。每次力争比前一次更高些,反复做 10 次,每次练习 10 分钟左右,每日 2～3 次。

④毛巾练习。病人取站立姿势,由健侧手拿住毛巾一端,另一端由背部放下,由患侧手抓住(紧),由健侧屈肘、伸肘、拉毛巾,帮助患侧肩关节做旋前、内收动作。每日 2～3 次,每次 8～10 分钟。

⑤滑车绳练习。滑车固定在墙壁 2 米高处,绳子 3 米由滑车穿过,双手各抓住绳索两端,由健侧上肢屈、伸肘,拉动对侧患肢伸、屈运动。每日 2～3 次,每次 5～10 分钟。

⑥持物(或哑铃)练习。病人取站立位,上身正直,双臂下垂,双手持重物或哑铃,两臂平举,能举起持续 1～4 分钟为好,再缓慢放下,反复进行;仰卧(本练习可在亚急性期卧床时练习),两臂向上伸直,双手抓住重物,向上举起,稍停,两臂再缓慢放下,再举起重物至开始姿势。反复进行,每日 2～3 次,每次 10 分钟左右。

⑦木棒操练习。取自制木棒(直径 2 厘米～3 厘米,长 1.2 米),病人呈站立位,两手握住木棒两端,放于体前,以健侧上肢帮助患肢做肩关节外展,或内收、内旋等动作。反复进行,每日 2～3 次,每次 10 分钟左右。

⑧上肢抬举操。病人取仰卧位或站立位,双肩放松,可行单上肢(或双上肢)上抬与头平行(上肢抬举 180 度),反复操练,每日 3～6 次,每次 10～20 分钟。

应注意不论做操前或做操后,要注意肩关节保温,可用三角巾或毛巾折叠,固定在肩关节部位。夜间睡觉也应注意保温,以防受凉。

(3)肘关节操

①仰卧位。前臂平摆于身体两侧,前臂抬举 90 度,或手握拳抬举 90 度,稍停,慢慢放下。反复操练。

②俯卧位。两臂展开,前臂在床边下垂,手持重物,约 1 公斤左右,持重物屈肘,稍停慢慢放下,反复进行。所持重物依病情轻重而定。每日 2～3 次,每次 10 分钟左右。

俯卧撑运动也可使肩、肘、腕关节同时得到锻炼。

肩关节木棒操也可锻炼肘关节运动。

③肘关节操。取站立位,手掌向上,两臂向前平反迅速握拳及屈曲肘部尽力使拳到肩,再迅速伸掌和伸肘,如此反复多次进行。然后两臂向两侧平举,握拳和屈肘运动同前。每日 2～3 次,每次 10 分钟左右。

④屈肘操。病人取站立位,双上肢自然下垂放在身体侧面,掌心向前,手持重物,负重屈肘,抬举重物,稍停,慢慢放下,反复进行。每日 2～3 次,每次 10 分钟左右。

(4)腕关节操:双手合掌,反复揉、搓致手掌心发热,合掌后反复交替用力向一侧屈曲,手腕尽力做屈伸运动。

(5)手指关节操:双手握拳,放开,再握拳;在握拳时每只手握紧铅笔或钢笔,平伸时可尽量将手掌和手指平贴桌面,或两手用力合掌。

(6)髋关节操

①下蹲运动。病人取站立位,双足伸开与肩同宽,双手扶住物体,用力下蹲,起立。重复下蹲,起立。每日 2～3 次,每次 10 回,每日增加 1 次。

②卧床抬腿。病人取平卧位,双上肢和下肢自然平放,先

取左下肢抬举,尽力抬高。再取右下肢抬举,尽力抬高。每日2～3次,每次抬8～10回,每日增加1～2回。

③弯腰屈髋。病人取站立位,或双足并拢,身体前屈,用手摸足,恢复原位。反复操练。每日2～3次,每次10分钟,每日增加1～2次。

④卧床屈髋、屈膝。病人取仰卧位,双下肢抬举时屈髋、屈膝,双手紧抱膝部,放开,回原位。如此反复操练。本方法可练髋、练膝。每日2～3次,每次10分钟左右。

(7)膝关节操

①俯卧位。两手握毛巾两端,中间套在患肢踝关节上,帮助活动膝关节屈曲功能障碍侧。每日2～3次,每次10分钟左右。

②俯卧位。用健侧足在患侧腘窝部用力,帮助患侧膝关节屈曲。每日2～3次,每次10分钟左右。

③跪立位。以身体的重力,重心下压,帮助膝关节屈曲。每日2～3次,每次5～10回,每日增加1次。

④站立位。病人做下蹲运动,同时做髋、膝关节操。但要注意安全。

(8)踝关节操:病人取坐位、站位、卧位,做踝关节屈曲、背伸、内旋、外旋运动。

188. 类风湿性关节炎患者进行医疗体育的原则是什么?

(1)灵活应用:医疗体育和关节体操的具体方法很多,实际运动要根据病人的病情以及关节功能障碍的程度,酌情选用。对有类风湿性关节炎并发心、肺、神经、肝、肾疾病或发热时,不要进行全身性锻炼,适当活动关节即可。

(2)动、静结合:当急性类风湿性关节炎期,要适当休息,避免炎症加重,以助炎症消退。当关节疼痛、肿胀减轻后,即做一些不使关节肿胀加重的活动,以增加肌力,防止关节挛缩,预防肌肉废用性萎缩。病情趋稳时,应逐渐进行身体运动和关节活动,以动为主,动静结合,整体与局部锻炼相结合,以主动活动为主,被动活动为辅。

(3)运动适量:每日的运动量要根据病人自身情况、年龄、病情而定。运动锻炼要量力而行,循序渐进,坚持不懈,以恢复关节功能和体力为原则;活动时间则由短到长,次数由少渐多,以至达到自己每日适当的活动量时,长期坚持锻炼,持之以恒。每次锻炼的项目由 1 个开始,如指间关节反复屈曲、伸直(握拳)动作,每次 10～20 分钟,休息后再活动,或增加由握拳到屈肘动作。总之,运动量因人而异、因病而异。

189. 医疗体育对防治类风湿性关节炎有哪些作用?

(1)提高机体整体抗病能力:体育疗法能改善大脑功能,提高机体力量、耐力等,使机体素质以及对环境的适应能力加强。同时增加心脏的工作量,使心肌的血液供应和代谢过程加强。体育锻炼能使肌肉代谢增强,产生的热能增加,能提高中枢神经的兴奋性,提高酶的活性,促进代谢过程加快,加强呼吸、血液循环功能。可促进胃肠道蠕动,消化液分泌增多,酶的活性增强,提高人体免疫功能等。

(2)恢复和增强脊柱的功能:脊柱的活动范围较大,而某一环节上的病变,可使脊柱的整体功能受到影响。体育疗法具有强壮筋骨、滑利关节的作用。正确而适量的体育锻炼,有助于延缓脊柱组织老化,提高脊柱的活动功能,促使疼痛的缓解。

(3)增强肌力,发挥机体代偿功能:在正常情况下,腰椎和腰肌共同支持躯干的体重,维持脊柱的功能活动,维持四肢关节运动,保持机体的平衡。患有类风湿性关节炎的病人,其负重功能受到影响,或关节功能、肌肉力量明显降低,此时机体出现代偿性措施。通过全身或局部锻炼后,机体耐受性和关节、肌肉、神经的功能均有改善,对病情的好转、局部关节功能恢复,有极为重要影响。

(4)加速新陈代谢,改善血液循环:类风湿性关节炎病人通过综合治疗与按摩、体育疗法等,可通其经脉,调其气血,气血运行畅达,疼痛也能很快缓解。体育疗法可加速机体的血液循环,有试验观察证实,体育疗法后,肌肉中毛细血管开放数量明显增加,经过一段时间的锻炼,不但肌肉力量增大,肌纤维亦较前增粗。因此进行腰背与四肢的锻炼,可改善腰部的血液循环,改善神经营养,加速代谢产物的排出,对类风湿性关节炎的防治有不可替代的作用。

190. 治疗类风湿性关节炎的医疗体育有什么特点?

医疗体育疗法在类风湿性关节炎辅助治疗中,主要采用医疗体操形式,学练有民族传统形式的太极拳(剑)、八段锦、五禽戏、易筋经等方法。自编简易体操是根据个人身体体质、年龄、爱好、病情需要进行功能练习。医疗体育对治疗类风湿性关节炎有以下特点:

(1)简单易学。类风湿性关节炎的医疗体操要使关节主动运动与被动、强制运动相结合,以防关节变形、肌腱挛缩。动作不复杂,易学,易记,易做。

(2)不受场地、环境、时间限制。在任何时间、场地,站立、卧床、坐位均可开展手、足、腰、颈等关节肌肉运动。

(3)类风湿性关节炎病情重,病程反复迁延,病人往往会产生急躁情绪或灰心泄气,这种情绪对疾病很不利。运用医疗体育手段,使病人能参与到治疗过程中,并持之以恒,坚持到底。这不仅增强病人战胜疾病的信心,而且有利于心理康复。

(4)可纠正某些病理现象。因类风湿性关节炎病程较长,病人的四肢肌肉萎缩、肌力降低、关节肿胀、变形、挛缩,通过医疗体操,可最大限度的预防和改善这种状况,达到其他疗法达不到的疗效。

(5)医疗体操可在药物治疗、推拿疗法、手术等治疗的基础上,作为一种巩固加强疗效的手段,降低致残率,提高远期疗效。

(6)预防作用,医疗体育可在很大程度上矫正工作、学习、生活中的各种不良姿势。是预防类风湿性关节炎,降低发病率、复发率,提高身体素质的一种有效手段。

191. 类风湿性关节炎的医疗体育指导锻炼种类与项目有哪些?

医疗体育指导是根据病人自身情况,选择局部或整体锻炼的种类与项目,并有计划施行。

(1)体力与整体锻炼:又称耐力或需氧锻炼,病人可根据自己的病情、体力,选择合适的训练项目,如行走、散步、快步走、慢跑、快跑、爬坡、爬楼梯、乒乓球、羽毛球、轻体操、跳舞、集体舞、太极拳、太极剑、游泳、园艺、游戏、蹬车、高尔夫球、排球、篮球等。

(2)静力锻炼:亦称等长运动,即等长性收缩。是指肌肉收缩时肌长度不变,而无关节活动,可保持与恢复肌力,主动或被动伸展肢体,如伸直关节、俯卧、仰卧、抬高上下肢体、用力绷紧肌肉等。也可用弹性带、橡胶带、弹簧制作的握力、捏力、拉力、蹬力等器材,牵引增加负荷,或请他人帮助进行肌力锻炼。每日练习 3～5 次,每次 20～60 分钟。

(3)动力锻炼:亦称等张运动,即等张性收缩。是指肌肉的向心性收缩伴有关节的正常活动与肢体运动。主动肌力锻炼,如屈曲肘关节以收缩肱二头肌,站立位向各个方向弯腰,以收缩髂腰肌。被动肌力锻炼,如扣击四肢肌肉、揉捏、按摩、牵拉。抗阻力,如弹性带、滑轮、髋部 8 字形纽带等速收缩训练器。抗负荷锻炼,如沙袋、砝码、哑铃、拉力器、手球、步行器、弹球、牵引器,提举重物等。每日练习 3～5 次,每次 20～60 分钟。

(4)肌力锻炼:肌力是指肌肉于收缩时能产生最大力的强度。类风湿性关节炎病人通常全天卧床,肌力每周下降 10%～15%,每日下降 1%～3%,如卧床 3～5 周,肌力减少一半,肌耐力也减退,肌肉废用性萎缩,以背伸肌和股四头肌最为明显。

四肢肌力锻炼,如手指的精细动作训练有握球、弹球、写字、打字、装订、编织、叠纸、开锁、抓握、绘画、书法、下棋、分拣、组装、弹琴、积木、工艺、刺绣、塑像、剃须、整容、缝纫等日常生活中依靠手部操作;手腕活动训练,如粉刷、油彩、钉钉、锤打、提举、打乒乓球、打羽毛球等;增强肩屈伸与外展、内收功能训练,如各种球类活动、书法、绘画、磨砂、刨木、拉锯等旋肩活动;足踝运动训练,如蹬车、脚踏缝纫机、风琴;膝髋屈伸功能训练,如上下台阶、上楼梯、蹬车、骑自行车、游泳等各种运动。

(5)被动运动锻炼:是靠他人和自己健康的肢体或器械帮助的外力进行锻炼,以防止肌腱、韧带、关节囊和关节的挛缩,增强肌力和体力,改善与恢复关节功能。可借助机械运动,如握力器、拉力器、轮椅、滑轮、牵引器、脚踏板、手杖、步行器、旋转器、矫形器、护关节支具等。

192. 类风湿性关节炎病人卧床医疗体操怎样进行？应注意什么？

在类风湿性关节炎的急性期、亚急性期或恢复阶段，患者下床活动时，由于身体负重而出现疼痛，需要继续卧床休息，在卧床期间配合医疗体操，促进身体早日康复，患者可照图操练。

第一节：握拳屈肘屈踝运动。预备姿势：患者仰卧位，两腿自然伸直，两足间距 20 厘米，两臂置于身体两侧。动作：①两手握拳，同时屈曲两肘和两踝关节。②还原成预备姿势，重复15～20 次（见图 4）。

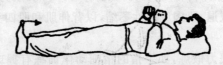

图 4　握拳屈肘屈踝运动示意图

第二节：举臂挺腰运动。预备姿势同第一节。动作：①双臂上举（吸气），同时尽量挺腰。②还原成预备姿势（呼气）。重复15～20 次（见图 5）。

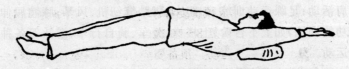

图 5　举臂挺腰运动示意图

第三节：交替屈伸腿运动。预备姿势同第一节。动作：①

左腿屈膝上抬(尽量贴近腹部)。②还原成预备姿势。③～④同①～②,但左右腿交换。左右各重复8～10次(见图6)。

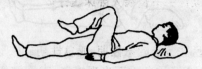

图6 交替屈伸腿运动示意图

第四节:交替直抬腿运动。预备姿势同第一节。动作:①左腿上抬(尽量抬高)。②还原成预备姿势。③～④同①～②,但左右腿交替。左右各重复8～10次(见图7)。

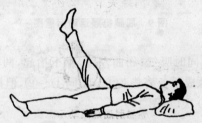

图7 交替直抬腿运动示意图

第五节:转体击拳运动。预备姿势:患者仰卧位,两手握紧拳,屈肘。动作:①双下肢伸直不动,躯干抬起,同时左转,右拳向左前方击出。②还原成预备姿势。③～④同①～②,但方向相反,击左拳。左右各重复8～10次(见图8)。

第六节:屈腿挺腰运动。预备姿势:患者仰卧位,屈双膝,两手握拳,屈双肘置于身体两侧。动作:①尽量挺胸,抬腹将躯干抬起越高越好。②还原成预备姿势。重复18～20次(见图9)。

第七节:抱膝呼吸运动。预备姿势:患者仰卧位。动作:①

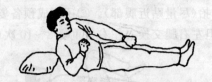

图 8　转体击拳运动示意图

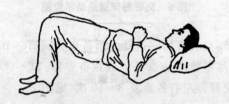

图 9　屈腿挺腰运动示意图

两臂侧平举,同时吸气;屈曲左膝,躯干抬起,两手抱膝,同时呼气。②还原成预备姿势。③～④同①～②,但抱右膝。左右各重复 8～10 次(见图 10)。

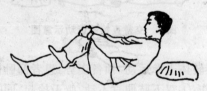

图 10　抱膝呼吸运动示意图

　　第八节:仰头挺胸运动。预备姿势:患者仰卧位,两手握拳,屈肘置于身体两侧。动作:①双下肢固定不动,挺胸,头后仰。②还原成预备姿势。重复 18～20 次(见图 11)。
　　第九节:直腿提髋运动。预备姿势:患者仰卧位,但两足勾起。动作:两膝伸直,利用腰肌力量,左右交替向上提髋,做形

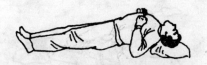

图 11　仰头挺胸运动示意图

似踏步运动。重复进行 18～20 次（见图 12）。

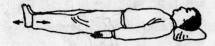

图 12　直腿提髋运动示意图

第十节：直腿前屈后伸运动。预备姿势：患者左侧卧位，右手扶床，右腿在上伸直，左腿在下屈曲。①动作：右腿伸直，用力后伸，挺腰仰头。②还原成预备姿势。重复 8～10 次。再右侧卧位，同①～②，重复运动左腿 8～10 次（见图 13）。

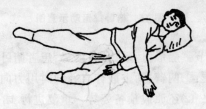

图 13　直腿前屈后伸运动示意图

第十一节：单直腿后上抬运动。预备姿势：患者俯卧位，两臂及两腿自然伸直。动作：①左下肢伸直并尽量向后上抬。②还原成预备姿势。③～④同①～②，但向后上抬右下肢。左右交替，各重复 8～10 次（见图 14）。

第十二节：俯卧撑运动。预备姿势：患者俯卧位，两肘屈

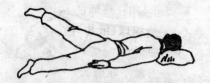

图 14　单直腿后上抬运动示意图

曲,两手置于胸前按床,两腿自然伸直。动作:①两肘伸直撑起,同时躯干向上抬起,挺胸仰头。②还原成预备姿势。重复18～20次(见图15)。

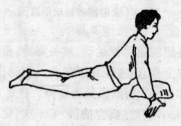

图 15　俯卧撑运动示意图

　　第十三节:"船形"运动。预备姿势:患者俯卧位,两臂伸直于后伸。动作:①两臂、两下肢伸直并同时用力向后上抬起,同时挺胸抬头。②还原成预备姿势。重复进行18～20次(见图16)。

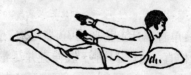

图 16　"船形"运动示意图

第十四节:伏地挺胸撑起运动。预备姿势:患者臀部后坐,跪撑于床上,两手撑于前方。动作:①屈双臂,上体尽可能俯卧床面并向前移,然后两臂伸直撑起。②还原成预备姿势。重复进行 18～20 次(见图 17)。

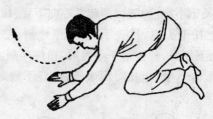

图 17　伏地挺胸撑起运动示意图

在进行这套医疗体操时应注意:

(1)开始锻炼时,循序渐进,动作到位,待适应后,运动量逐渐增加,直至完成全套动作。

(2)在锻炼开始时,允许有轻微疼痛,但不应有剧烈疼痛,运动中应避免用力过猛,力量应均匀。

(3)锻炼要视病情而定,并持之以恒,疼痛时少做,恢复期应多做,才能达到康复及预防的作用。一般每日 1～2 次,每次30～50 分钟。

193. 类风湿性关节炎恢复期与慢性稳定期病人应做哪些体操好？如何做八段锦锻炼？

在类风湿性关节炎的恢复期与慢性稳定期,要结合体质注意体能锻炼与保健,国内传统锻炼方式为八段锦、太极拳(剑)、五禽戏、易筋经、四肢关节锻炼法等体操。

八段锦是由八节动作编成的一套对类风湿性关节炎有较好作用的锻炼方法,在长期的实践中,经不断实践,提炼,逐渐定型为：

（1）两手托天理三焦：立正，两脚分开同肩宽，两眼平视前方，面带笑容，宁神调息，舌抵上腭，气沉丹田，鼻吸、口呼。两手由小腹前向前伸臂，手心向下、向前外划弧，顺势转手向上，双手十指交叉于小腹前；随即翻转掌心向下，缓缓由胸前上举两臂，翻掌上托于头顶，目视手背，稍停片刻；松开交叉的双手，自两侧向下划弧，慢慢落于小腹前，稍停片刻。如前反复练8～10次。配合呼吸，上托时深吸气，两臂下放时呼气（见图18）。

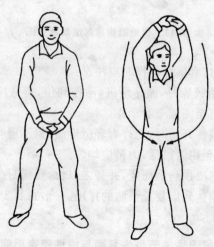

图 18　双手托天理三焦示意图

（2）左右开弓似射雕：自然站立，左足向左横跨一步，成马步，两膝向内扣紧，两足作下蹬用劲，意如骑在马背；两臂呈下垂，手握空拳于髋部；随后两手向胸前抬起与乳部相平，左臂弯曲为"弓手"，手指作剑式（示、中二指并拢伸直，余三指屈曲捏拢），顺势转向右，通过示指，凝视前方，意如弓箭待机而发。

稍停片刻,将两腿伸直,顺势两手向下划弧,收回于胸前,再向上划弧,经两侧缓缓下落于两髋外侧,同时收回左腿还原为站式,再换右足向右。如此左右调换,反复 8～10 次。拉弓时吸气,复原时呼气(见图 19)。

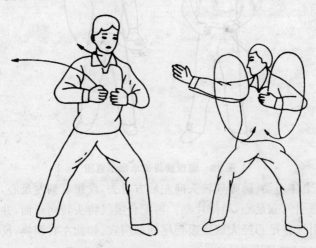

图 19 左右开弓似射雕示意图

(3)调理脾胃须单举:立正,膝直腿并,两臂平屈于胸前,手心向下,指尖相对。左手向上高举过头,指尖向右,掌心向上,同时右手用力下按,掌心向下,指尖向前并吸气。两臂弯曲,左手背贴于头顶,右臂屈于肋侧,呼气。右手向上高举过头,再吸气,掌心向上,指尖向左,同时左手用力下按,掌心向下,指尖向前。左右手相反,姿势相同,还原直立。如此左右调换 8～10 次(见图 20)。

(4)五劳七伤往后瞧:自然站式,先将左手劳宫穴贴在下腹丹田处,右手贴在左手背上(女性相反),配合吸气,挺胸收

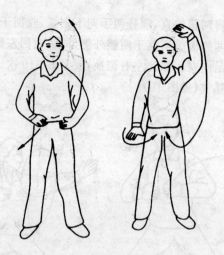

图 20 调理脾胃须单举示意图

腹,上体不动。随呼气转头向左后方看去,设想看到左足心,并以意引气左足心,稍停片刻。再配合吸气将头转向正面,并以意引气自足心经大腿后面到尾间命门穴。如此左右调换,反复8～10次(见图 21)。

(5)摇头摆尾去心火:自然站立,左脚向左侧横开一大步,屈膝下蹲成马步,上体正直,两眼平视,两手反按膝上部,手指向内,臂肘做外撑劲,以意引气由丹田至足心,意守涌泉穴。随后以腰为轴,躯干摇转至左前方,头与左膝呈一垂线,臀向右下方做撑劲。目视右足尖,右臂绷直,左臂弯曲,以助摇摆。稍停片刻,即向反方向摇摆,反复8～10次(见图 22)。

(6)两手攀足固肾腰:自然站立,膝部挺直,两手叉腰,四指向后托肾俞穴,先向后仰,然后上体前俯,两手顺势从腰部平掌下按,沿膀胱经下至足跟,手向前攀足尖,意守涌泉穴。稍停片刻后直腰,手提至腰两侧,意引气至腰,意守命门穴,两手

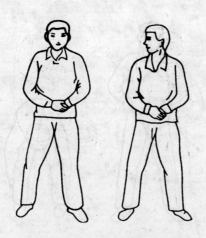

图 21　五劳七伤往后瞧示意图

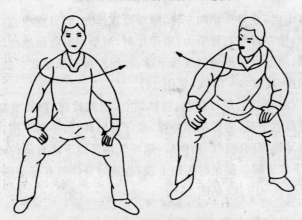

图 22　摇头摆尾去心火示意图

叉在腰上。如此反复 8～10 次（见图 23）。

（7）攒拳怒目增气力：自然站立，左足横出一大步，屈膝下蹲成马步，两手屈肘提至腰间半握拳，拳心向上意守丹田或命门，两臂环抱如半月状，两拳相对，距三拳许，随即将左拳向左

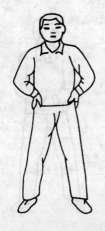
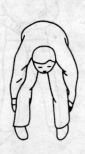

图 23　两手攀足固肾腰示意图

前方击出,顺势头稍向左转,随拳凝视远方,瞪目虎视。右拳往后拉,使左臂与右臂争力;稍停片刻,两拳同时收回原位,松开虚拳,向上划弧经两侧缓缓下落,收回左脚还原站式。如此左右调换,反复 8～10 次(见图 24)。

(8)背后七颠百病消:自然站立,挺胸收腹,两膝直腿并,两臂自然下垂,肘臂稍作外撑,意守丹田,随即平掌下按,顺势提起足跟,配合吸气。稍停后,随呼气将足跟下落着地,身体放松,手掌下垂。提足时头向上顶,落地时身体稍有振动感。如此反复 8～10 次(见图 25)。

194. 怎样指导类风湿性关节炎病人的关节活动?

类风湿性关节炎的病变是在关节,它损伤了关节囊和关节软骨,致残的根本问题是关节失去了正常功能,给病人的学习、工作、生活留下了终身残疾。因此,关节功能的康复极为重要,关节活动训练是让关节残疾减少到最低限度。

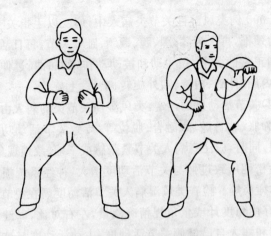

图 24　攒拳怒目增气力示意图

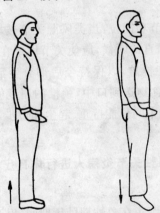

图 25　背后七颠百病消示意图

（1）关节活动度训练：关节活动度的功能锻炼，目的在于增加关节的活动范围，减轻疼痛，防止关节炎恶化与关节挛缩、变形，改善和恢复关节的功能。人体的每一个关节，都有特定的功能，病变不一定发生在哪个部位的关节。据国内张氏报道的 1 000 例类风湿性关节炎病人中,病变以手指关节最多,其次为颈椎,再次为膝、踝、腕、颞颌、趾等关节。每日活动有病变的和正常的关节,做主动和被动动作,如屈曲、过伸、内收、外展、内旋、外旋、内旋转、外旋转、上举、上旋等。

(2)关节活动度的评定:类风湿性关节炎的病人由于关节疼痛、肿胀、软骨破坏、融合、脱位等,导致关节活动功能减退而受限。同时,应注意病人关节紧张感或挛缩、绞锁现象,以及关节囊松弛所致过伸与关节活动度增大,神经系统损害所致的肢体瘫痪等。检查类风湿病人关节活动度须在关节运动之前,最好用角度计或量角规精确测量,左右对比,以健康人正常关节和病人自己健侧关节活动度、主动活动度与被动活动度对比进行评价。

(3)保持关节功能位:当类风湿关节破坏、挛缩、脱位、融合或因手术而强直的时候,应使关节固定在有利于日常生活自理动作的功能位置,以保持今后部分生活功能,如手能抓握、肘能屈曲将食物送到口中,颈椎的屈度能枕枕头,髋、膝、踝关节伸直位或中间位能持重、起坐和迈步,胸腰椎的屈度不影响呼吸和消化等。

195. 类风湿性关节炎病人进行体育疗法时应注意些什么?

类风湿性关节炎在急性期卧床期间,以及在缓解期,患者进行体育疗法是非常必要的。进行体育疗法应注意:

(1)持之以恒:类风湿性关节炎是一个全身性疾病,病程期长,致残率高,其功能康复非一朝一夕之功,因此必须引导患者建立必胜信心,坚持不懈。

(2)循序渐进:运动量由小到大,速度由慢到快,不可急于求成。锻炼的动作也应由易到难,功能逐渐到位,使身体逐步适应,在锻炼中不断提高疗效。

(3)注意安全:一是运动量不宜太大,运动量的大小在病人与病情能够接受的范围内;二是不可施以暴力,避免肌肉、韧带、关节囊等软组织的撕裂伤;三是在使用体疗器械时不可在不了解机械性能的情况下盲目操作;四是在运动时可能出汗,运动后避免受凉,注意保温。

(4)及时调整运动量:患者在运动过后有疲乏不适感或病情变化,睡眠不好或饮食减少等情况,应及时减少运动量或变换运动方式等。

196.类风湿性关节炎病人有哪些不良心理状态?

类风湿是以关节炎为主,影响全身的疾病,临床治疗效果缓慢,受多种因素影响,时好时坏,有"不治之症"、"不是癌症似癌症"之说。因此,病人心理和精神上极为痛苦。其心理表现有:

(1)抑郁与悲观失望:病人由于长时间受关节疼痛,行动不便,卧床不起,病情反复,疾病痛苦的折磨,而产生恐惧心理。或听他人说"类风湿类风湿,迟早得强直,起不来,坐不下,死不了,活不旺"、"轻则是懒汉,重则是瘫痪"等的影响,产生悲观情绪。尤其是经过1~2个疗程的治疗,效果不佳,甚至因长期服用抗风湿药物进行治疗,出现食欲减退,甚至恶心、呕吐,饭量减少,体重减轻。此时,易情绪波动,对任何事情不感兴趣,对治疗失去信心,常一人独处、淡漠、思虑重重、唉声叹气,不愿诉说,暗自落泪,以至焦虑、恐惧、烦躁,看什么都不顺眼,爱发脾气,甚至出现妄想,感到惊慌、恐怖。长期忧虑、失眠,或做噩梦。

（2）逆反心理：对患有类风湿性关节炎的中老年病人，自尊心过强，而女性、青年、儿童又感觉悲观失望。心理的失衡与年龄、性别、文化有关，但总的来说，在这种心理状态支配下，病人对亲人、同事、同学、好友等有意疏远，表现冷漠、孤僻、抑郁、心烦、行为异常、情绪不稳、多疑等，或兴奋与抑郁交替，多语或沉默寡言，注意力不集中，记忆力减退，多愁善感，哭笑无常，怀疑别人故意给服假药，甚至怀疑他人谋害自己以至精神失常，产生自杀等念头。

197. 类风湿性关节炎病人心理障碍怎样治疗？

有的类风湿性关节炎病人在精神上存在种种变态和心理障碍，在进行心理治疗基础上，必须采用综合治疗。心理治疗是用语言、表情、姿态、行为和实例去影响和改变病人的感受、认知、情绪、信念、行为和心理状态，以减轻病人在精神和心理上对关节肿胀的痛苦感觉。

1. 客观认识疾病，消除精神压抑：要从精神上去鼓励病人战胜疾病，减少和避免类风湿导致的关节功能障碍，最终致残。首先必须了解和认识类风湿性关节炎的发生、发展，疾病变化的规律，以及治疗对策，正确掌握各种治疗方法，争取控制和治愈疾病，减轻致残程度。不要恐惧和整天忧虑何时发生残疾、长期卧床或轮椅生活问题，而是要积极与医护人员配合治疗，随着现代科学技术的发展，已从细胞技术发展到分子生物技术，此类疾病已经由过去只能控制到目前有治愈几十年未复发者。因此，要消除精神压抑与苦闷，以精神力量消除精神痛苦，要以身残志更坚的顽强乐观主义精神去战胜疾病。

2. 以良好心态正确对待疾病：类风湿性关节炎缠绵岁月，病情反复多变，今日关节肿痛大减，自觉良好，明日可能关节肿痛恶化,卧床不起。类风湿性关节炎的致残率高达40%~60%,但90%的病人可以维持生活自理与职业劳动能力。病人不但要客观认识疾病,而且要以良好心态对待这种疾病发生、发展的变化规律。病人要有信心、毅力、耐心和保持乐观的态度,主动配合治疗。自己也要积极主动学习掌握一些治疗方法,千万不要等待、依靠,更不要相信游医、广告"保证治好"、"彻底根治"、"特效疗法"、"包治根除"等的虚假宣传,甚至因此而延误了治疗。

3. 树立信心、积极治疗疾病:病人应承认现实,既然患有此病,则积极治疗,相信科学,到正规医院看风湿专科门诊或住院进行正规的综合治疗。相信医师用药会考虑经济状态和治疗效果,不要自己随意换药。

家属、亲朋和社会都要关心、支持病人积极治疗,帮助病人消除精神压力、心理障碍。有条件者,尽可能为病人设置安静、舒适、优美,适合病人康复的环境,方便病人坚持治疗,进行体育锻炼,以早日改善与恢复体力和关节功能。积极参加社会活动,学习防病专业知识和技能,把自己融入社会之中。

198. 文化娱乐对类风湿性关节炎有什么治疗作用?

患有类风湿性关节炎的病人参加一些力所能及的文化娱乐活动,可以使病人分散注意力,心情开朗,思维敏捷,消除压抑,改善心理状态,对疾病恢复很有好处。

文化娱乐活动因人而异,根据个人爱好,适当选择,如听音乐、唱歌、跳舞、戏曲、电影、卡拉OK、录像、电视等,还可选择各种棋类、牌类、球类、书法、写作、咏诗、绘画、读书、看报、各种竞技活动、娱乐游戏,组织参观、旅游、晚会等,每种活动都要适量与适度,切不可过量而引起疲劳和关节肿痛。更要注意安全。

199. 类风湿性关节炎手术切除原则有哪些？常做哪些手术？

手术切除原则应该是：

（1）在类风湿早期（病程1年以内），急性关节炎症经药物治疗已基本控制后，可进行滑膜切除术，以铲除该病发作的物质基础或场所。

（2）手术应在病情较稳定时进行，不可选在滑膜炎症的高峰期。

（3）尽可能在无骨质明显破坏的早期进行。

（4）有骨和软骨明显破坏者，切除滑膜的同时，进行关节清理术，刮除糜烂的软骨和骨组织，凿除增生的骨刺和骨嵴。

（5）骨骺尚未闭合者，同时作骨骺阻滞术。

（6）尽可能全部（越彻底越好）切除滑膜组织，切或刮除关节骨面上的血管翳。为了手术效果，如膝关节可切除髌上囊，肘关节可切除已破坏的桡骨头等。如关节面严重破坏者，可酌情做人工关节转换术或关节融合术。

（7）避免损伤其他重要的韧带、血管和骨组织。

（8）术后早期活动、理疗和功能锻炼，以利关节的功能恢复。

（9）手术切除滑膜方法的成功率，膝关节为58%～77%，肘关节为86%～96%。

根据病人情况不同，选择不同的手术，如病人疼痛在药物控制无效时，可行关节滑膜切除，常能减轻疼痛。如关节僵硬，失去了正常关节活动范围，是由关节软骨病与滑膜增厚所引起，常可通过滑膜切除术、关节清理术或关节成形术，清除影响关节活动的病变组织,使有病变的关节得到功能的恢复。关节强直时,可通过关节松解术、关节成形术、截骨术,使关节重新回到功能位,保留和发挥关节的部分功能,还可以使用人工关节转换术,使僵硬或强直的关节重新恢复功能。因此,外科手术在类风湿治疗中也起重要作用,不论疾病在早、中、晚期,都能缓解疼痛,改善残疾的关节,使类风湿病人重新充满活力,提高生活质量。

200. 类风湿性关节炎滑膜切除术的适应证有哪些?

(1)临床诊断类风湿性关节炎的急性滑膜炎期,经有效的药物治疗后,临床症状基本控制,可早期(6～12个月)切除滑膜。

(2)亚急性或慢性类风湿活动性滑膜炎,骨质与软骨开始被破坏,病程持续在1年以上,经多种保守疗法治疗6个月以上,治疗无效或伴有明显功能受限者。

(3)关节炎症在1个关节上反复多次发作。

(4)关节内有大量渗出液或积水,经多种治疗3个月以上仍不消退者。

(5)关节镜检提示滑膜增厚,X线摄片证明类风湿性关节炎早期改变者。

201. 类风湿性关节炎手术治疗的目的是什么?

类风湿性关节炎进行手术治疗的目的是消除类风湿性关节炎的物质基础,终止滑膜局部免疫反应,避免全身免疫反应的产生或发展。因类风湿早期受损的关节不多,全身免疫反应初始采取手术切除滑膜治疗如适宜而及时,有可能达到完全控制或终止病变继续发展的目的。

近年来由于免疫病理学的进展,滑膜切除证实了类风湿性关节炎的病理学改变首先是从滑膜发炎开始的,而滑膜切除术的方法不断改进与完善,取得了能够终止滑膜免疫过程和炎症的目的,达到免除骨破坏和改善关节功能的肯定效果。

202. 类风湿性关节炎手术前要做哪些准备?

类风湿性关节炎病人进行外科手术治疗,手术前的准备是一个重要环节,关系手术的成败与否。尤其病人在长期卧床,全身情况较差,需积极改善全身情况,如营养、病情控制、病人能否耐受手术等。由于长期服用糖皮质激素、免疫制剂亦影响术后组织愈合等。局部情况较差,如骨质疏松不利安装人工假体,这些都是手术前必须考虑,并要作好思想准备的,千万不可草率行事。

此外,并非所有类风湿性关节炎都适应手术治疗。要根据病人年龄、性别、体质、不同的疾病程度、不同的关节、不同的并发症等,选用不同的手术方法,严格选择手术适应证,既要考虑病人对手术的承受能力,又要考虑手术后远期获得的实际效果,甚至术后的并发症,危险因素等。因此,做好手术前的各项准备工作是保证手术疗效的重要前提。

203. 类风湿性关节炎可施行哪些手术?手术后怎样进行康复治疗?

类风湿性关节炎后期关节畸形显著,功能受限明显,可施行手术矫正畸形,一般采取如下手术治疗:①滑膜切除术。②关节清理术。③关节囊剥离及肌腱延长术。④关节融合术。⑤截骨术。⑥关节成形术。⑦关节切除术。⑧人工关节。⑨关节移植等。手术不是治疗所有类风湿性关节炎的理想方法,但手术能改善受损关节的一些功能,减轻组织破坏、疼痛和缩短病程。

术后康复治疗的目的是最大限度地保持和恢复人体关节部分功能。主要根据对疾病发展和预后的估计,其次根据患者本人要求,由临床医师和康复医师制订综合性康复计划。康复治疗又分为术后早期和术后稳定期两步实施。

(1)术后早期(拆线后第三天)康复治疗

①肢体功能姿势与运动治疗交替。肢体功能姿势可用各种类型枕垫和石膏托,或塑料制成的固定夹板进行。手指采取微屈或半握位,拇指掌侧外展位,腕背伸 10°～15°位,膝关节固定在屈 0°～5°位,踝关节保持直角并略内翻。功能位固定应每 2 小时取下固定物,做该关节不负重,无痛范围内的主动运动,随着疼痛的减轻,用力程度逐渐加大。

②不用功能位固定时,也应每日 2～3 次做手关节及其他关节的主动练习与肌力练习。

③病情允许时,可让病人进行生活自我服务,如洗漱、进餐、上厕所等。

④要重视体位变换能力的保持和再练习,如翻身、仰卧起坐和从坐位卧下等。

⑤做床上保健操,深呼吸练习,躯干和未受累关节的主动练习。

⑥下肢训练主要是下肢的直腿抬高训练。仰卧、双下肢交替伸直抬高,以改善下肢关节功能及防止肌肉萎缩。同时,通过下肢活动,可促使腰部神经根活动,减少粘连。

⑦术后腰肌无力,是造成术后腰痛的原因之一,早期腰肌训练有利于康复。腰肌训练一般有两种方法:第一种是反弓式,即在仰卧位时用双足及躯干的上半部分支撑身体,腰部上

抬。老年患者可用双肘、双肩支撑,加上头部称为七点式;体力较佳者可不用双肘,称为五点式;年轻患者可用三点式,即只用头部及双足支撑。第二种是飞燕式。俯卧,两臂靠在身体两侧伸直,然后头和肩以及双臂向后上方抬起,与此同时,双腿伸直向上抬高,使整个身子像一只飞燕,反复作 10 次。

⑧冷疗。有学者特别推荐冷疗,冷疗可使痛阈上升,因而缓解疼痛。低于 20℃ 的温度作用于人体,有促进血液循环,改善营养的作用。短时间作用可减少组织液的渗出和外溢,长时间作用则促进组织水肿吸收,加速局部新陈代谢,还可提高胶原组织的弹性,软化僵硬的肌纤维组织,有利于改善肌肉的收缩和延伸能力,改善挛缩关节的活动度,促进功能恢复。

冷疗的方法很多,有冰袋、冰按摩、冰水浸浴、冷却剂喷雾、冻胶袋等。每次 30 分钟左右。

(2)术后稳定期康复:关节肿胀和疼痛减轻,伤口修复良好,体温基本正常,血沉下降低于 20 毫米/小时,病情较稳定。这时的关节活动范围仍不同程度障碍,肌肉萎缩和体质弱,体能差等问题突出,可采用以下康复措施:

①做保健体操,包括呼吸运动。

②主动与被动运动。患病手术关节及其周围肌肉的主动运动;带轮器械进行的关节肌肉运动;护士或家属协助下做等长、等张及等速的肌肉抗阻练习。等长训练可在安静状态下进行,其特点是不管肌肉如何收缩,均不引起关节的运动,等长训练肌肉收缩时间不宜过长,一般以合力或接近合力使肌肉收缩,持续 3～10 秒钟,然后放松相等时间,重复次数可根据病情自定。抗阻训练可利用徒手、滑轮、弹簧、沙袋、橡皮条等进行训练。阻力要逐渐增大,活动次数不宜过多,要在不致引起疼痛的范围内进行,活动后亦不可有明显疲劳感,一般每日

1次,每次活动10遍即可。如伸直下肢,逐渐抬腿离床面45度左右(活动髋关节),能顺利完成这个动作以后,可在腿上逐步加沙袋,少量负重继续练习。

③矫正畸形的练习,如掌指关节向尺侧偏斜时,做手指抗阻向桡外侧展。

④有关节挛缩做关节活动度练习,有条件时可利用器械进行。上肢做各种适当的手工操作练习,可使用必要的支具或夹板进行。下肢主要是进行身体转移的练习,如床与椅之间,床与厕所之间的转移以及步行,包括上下台阶、楼梯等。必要时可用拐杖。

⑤理疗。此期宜用温热疗法,可镇痛,解除肌痉挛,改善局部血液循环和消炎,软化手术切口之瘢痕等。常用的有温水浴(水温为38℃～40℃),石蜡疗法、泥疗法、蒸汽浴,也可选用深部热疗,短波、微波、超短波、超声波等。低频电疗可作药物离子透入,音频治疗等。

204. 类风湿性关节炎病人日常生活有哪些要求?

类风湿性关节炎主要侵犯四肢小关节,引起关节肿胀、疼痛、功能障碍,甚至残疾,因而给病人的日常生活带来了不便或困难。为了患者少留残疾,早日康复,及早地进行日常生活的动作技巧训练是非常必要的,这些技巧包括:

(1)衣:穿脱衣裤,穿脱鞋袜,结解纽扣,结解领带或腰带,戴取衣帽,穿针缝补等。

(2)食:持杯端碗,拿筷(匙)吃饭,提暖瓶倒水,拿药服药,削水果皮,开启罐头,清洗碗筷等。

(3)住:洗菜洗米做饭,开关炉灶煤气,炒菜烧汤,坐起椅凳,捡菜执酒,开关抽屉,扫地抹桌,倾倒垃圾,上下床铺,自由翻身,揭盖被单,清理床铺等简单家务。

(4)行:起坐或下蹲,站立迈步,站立下蹲,弯腰拾物,10
分钟站立或扶物室内步行,以及室外散步,上下楼梯或台阶,
上下公交车,上街购物提物,进出商店等。

(5)生活卫生:开关水龙头,漱口刷牙,洗手洗脸,梳头扎
巾,拧毛巾,洗澡擦身,出入浴池,上厕所便溲拭肛,剪锉指甲
或趾甲,拖地板等。

205. 对急性期类风湿性关节炎病人怎样进行护理?

(1)急性期发热和关节明显肿胀时应卧床休息,但需注意
维持关节功能,不要长时间保持抬高头部和膝部的姿势。饮食
宜清淡,多食高蛋白、高维生素、富含营养的物质。

(2)鼓励病人保持活动能力。当关节活动时,多少会有疼
痛不适,病人往往不愿活动,应鼓励病人继续从事力所能及的
活动,但若关节发生僵硬、疼痛剧烈且活动困难时,不要催促
病人强行活动,宜将减轻关节疼痛和预防关节畸形的方法教
给病人和家属。

(3)观察病人的关节症状,应注意保持关节功能位置,病
人的脊柱挺直,使用低枕头或不用枕头。髋膝关节呈屈曲位,
足底放护足板避免垂足。必要时使用矫形支架和夹板。症状
减轻后可在床上活动,症状基本控制后,下床逐渐增加活动,
进行轻微的医疗体操,以免关节僵硬及肌肉萎缩,但应注意勿
过度疲劳。此外,还应注意病人关节以外病症,如发生肠穿孔、
心肌梗死、脑血管意外(为血管炎所致),均是严重的表现,应
密切观察,及时发现和处理。

(4)急性期病人行物理治疗时,应注意保护皮肤,紫外线
照射、直流电离子透入、石蜡疗法、激光疗法,都会对皮肤产生

无菌性皮炎反应、局部红斑、毛囊炎等,只能用温水纱布轻轻擦干净,并涂上润肤合剂(甘油、75％乙醇、无菌注射用水各等份混匀擦患处),同时告诉患者不能搔抓皮肤,预防皮肤破损并感染影响下次治疗。

(5)小儿病人应禁止做易摔倒的体育活动与玩耍,家庭设施,如住房、台阶、栏杆、桌椅、床铺、被褥、生活用品、餐具、厨具、门把及厕所,均应方便病人的活动,尽力为病人设置良好舒适的生活环境。

(6)生活起居要规律,防感冒,防潮湿,讲究卫生,衣物要柔软、宽松,被子要勤洗晒。

(7)按时服药。

206. 类风湿性关节炎病人有不良心理状态时怎样进行护理?

类风湿性关节炎是青壮年女性和小儿的常见病和多发病之一,病人最明显的情绪反应是焦虑、忧郁,导致心理平衡的失调,并且会妨碍治疗的进程和身体的康复。

心理护理是指用语言、表情、姿势、态度、行为(体态学,又称体态语言)和实例去影响和改变病人的感受、认识、情绪、信念、行为和心理状态。以友好乐观的态度接触病人,了解其性格和对疾病的情绪变化,做好心理护理。

(1)认识疾病,消除精神压抑:关怀、同情、体贴病人,主动协助病人的生活,从语言、举止上使其感到温暖和亲切。帮助病人了解和认识类风湿性关节炎的发生、发展和变化的规律及其治疗对策,争取控制和治愈疾病。应承认现实,不要恐惧和整日去想迟早要发生残疾,长期卧床或轮椅生活的问题。树立一是不怕,二是积极治疗的思想,消除精神压抑、苦闷、悲观和失望,以身残志不残的乐观态度去和疾病作顽强斗争,去战胜疾病。

(2)正确对待、控制和治疗疾病:①病人要建立信心、毅力,主动配合医师的治疗,要激发病人对家庭、子女、社会的责任感,鼓励自强,消除依赖、自卑。医护人员要持理解、同情、支持的态度,作病人的知心朋友,为病人出主意、想办法,向病人解释有关疾病问题,树立与疾病作斗争的信心。②家属、朋友、同事和社会都要帮助病人消除精神压抑和心理障碍。尽可能为他们设置安静、舒适、优美,适合病情的康复环境,以便病人忍痛坚持关节功能锻炼,早日改善与恢复关节的功能和体力。③尊重病人的活动愿望,在病人病情许可的范围,让病人做一些力所能及的活动,根据病人的实际情况,选择一些合适的消遣方式,如读书看报、听广播、看电视、下棋、玩牌、聊天等。④创造条件让病人有良好的睡眠,通过促进睡眠来提高病人的免疫功能。要给病人创造一个安静环境,必要时睡前口服镇静剂,同时要养成良好的睡眠习惯。

207.类风湿性关节炎病人手术后如何护理?

(1)术后一般护理

①观察病人生命体征(体温、脉搏、呼吸、血压)是否平稳,术后肢体的感觉。

②了解病人麻醉和手术经过,切口和术式,术中出血、输液、输血情况,关节滑膜及软骨切除范围及程度,是否做植骨关节融合术,以便采取有针对性的护理措施。

③保持室内舒适、安静、整洁、空气流通、阳光充足,温、湿度适宜,患者宜卧硬板床,床铺要干燥、平整、舒适。

④观察手术切口有无出血及分泌物。

⑤注意手术后关节保暖,勿受寒、受潮,避免感冒,随天气变化增减衣服,不宜当风卧、坐及冷水洗漱。

⑥按时翻身(每2小时1次),并作好预防压疮的皮肤清洁及按摩护理,可用温毛巾轻揉擦,50%酒精局部按揉。

(2)手术后制动(防止关节畸形,病理性脱位,关节粘连)的护理

①石膏绷带应避免受潮,防止石膏折断,观察肢端血液循环情况及感觉,石膏有无局限性凹陷及局部压痛情况。

②如用夹板固定应观察松紧度,防止松动或太紧。

③手术肢体一般应旋转在功能位置,病人翻身时应协助抬挪肢体。

④按时换药,保持清洁,更换敷料时动作宜轻,注意无菌操作。

⑤向病人及家属讲解所服药物的治疗作用、剂量、用法、副作用。坚持按时服药。

(3)心理护理

①让病人了解病情、病程及手术情况,有针对性地及时作心理护理,使患者摆脱消极情绪,增强病人与疾病作斗争的信心,与医师密切配合,积极治疗。

②改善睡眠,病人因疼痛使精神忧虑不能入睡,适当给予镇痛、镇静药,以解除痛苦,保证睡眠充足,使病人精神愉快,情绪稳定。

(4)饮食护理

①全麻病人清醒后第二天才能进食,局麻术后根据病人需要给予流质饮食。

②注意口腔卫生,经常用淡盐水或3%硼酸水漱口,防止继发真菌感染。

③给予高蛋白、高维生素、高热能及含微量元素的饮食。加强营养,提高抵抗力。

④忌吃肥腻食物,如动物内脏、猪油、牛油、奶油、凤尾鱼、油条等。多吃蔬菜、水果,以免病情恶化。要少吃海产品,如海鱼、海参、紫菜等。忌吃过于酸、冷、咸、甜的食物,如花生、白糖、白酒及鸡、鸭、鱼、肉类等。应注意营养平衡,不可偏食。

(5)防止肌肉萎缩的护理措施

①向患者讲解术后功能锻炼的重要性,教授正确的锻炼方法,帮助克服影响或妨碍锻炼的困难,使患者正确对待"养与练"的关系,自觉进行锻炼。

②术后早期卧床期间,应坚持四肢活动锻炼,包括肌肉的收缩、放松练习,肌肉的按摩,关节的活动,对促进疾病好转,预防并发症等均有益。其他,如扩胸、深呼吸,促进换气等能预防肺部并发症。腹部按摩可增加腹肌肌力,减少腹胀、便秘、尿潴留发生。足、踝、膝关节的活动有利于日后下地行走。

208. 类风湿性关节炎病人在家庭如何护理?

(1)卧床休息:类风湿性关节炎急性发作或反复发作期间有发热、血沉明显增快和白细胞增高者;受累关节明显肿胀、关节腔有渗液;颈椎或下肢负重关节病变明显者;并发血管炎或心肺疾病者,均应卧床休息。

卧床休息以2~3周为宜,待急性症状或全身症状、关节腔积液消失,关节疼痛减轻,即可起床治疗、锻炼。经过1~2周起床活动后可参加一般工作。

(2)生活护理

①居住的房间要温暖、通风、向阳,床上被褥要轻软、平整,勿在风口处睡觉。

②注意气候变化,寒冷时及时添加衣服,采取保暖措施,预防感冒。

③出汗较多者,及时擦干或更换衣服,避免受凉,衣物要宽松。

④洗漱用温水,每晚用热水泡脚 15 分钟以上,促进血液循环。

⑤协助和鼓励病人照顾自己的日常生活,如穿衣、洗漱、吃饭、倒开水、服药、上厕所等,防止摔跤、骨折。

⑥避免各种不良因素,如寒冷、潮湿、过度疲劳、精神刺激、感染等,以免使病情复发和加重。

⑦分散病人的抑郁心情,选择一些合适的消遣活动,如听音乐、打牌、看电视、练书法、弹琴等,保持良好的精神状态,正确对待疾病。

⑧坚持按时服药,按计划完成锻炼,并逐渐加大运动量。

(3)饮食护理:过去吃过哪些食物曾明显诱发关节病的,应该"忌口",除此以外,其他食物都可以吃,要吃得丰富多样,才能保证营养全面、合理。一般宜进高蛋白、高热能、高维生素及含微量元素和易消化的食物,少食辛辣刺激及生冷、油腻之物,并应注意以下几点:

①饮食要定时定量,食物的软、硬、冷、热均要适宜。

②饮食要清洁、卫生。

③不可偏食。

④正确对待食补与药膳。

⑤注意饮食宜忌,在急性期或急性发作有关节红肿灼热时,不宜进食辛辣刺激的食物,久病脾胃虚寒者,少食生冷瓜果及虾、蟹、竹笋之类,一旦病情稳定,忌口可放宽。

(4)及时发现和处理并发症,如发生类风湿肺炎、心肌梗死、病理性骨折,应即时送医院诊治。

209. 类风湿性关节炎病人的饮食有哪些注意事项?

(1)合理膳食。要注意进食高蛋白、高维生素、中脂肪、中热能、低糖、低盐,少量多餐、少刺激性食物。烹调食物要色、香、味均佳,且易消化。膳食中糖类、蛋白和脂肪的比例以3:2:1为合适。多用植物油,如色拉油、玉米油、橄榄油、葵花籽油、豆油、菜子油等。植、动物油比例2:1为宜。饮食热能分配以早餐30%、午餐40%、下午餐10%、晚餐20%为合适。水果应根据个人饮食习惯和病情决定。

(2)以素食为主,饭后宜食用水果100克左右。蔬菜选用绿叶菜、西红柿、萝卜、芹菜、韭菜、香菜、木瓜、黄瓜、豆芽、土豆、紫菜、海带、黑木耳、洋葱等。动物肉类选用蛇肉、狗肉、羊肉、牛肉、鱼肉等。适量多食动物血、蛋、鱼、虾等。

(3)膳食营养要全面,不要忌口和偏食,一些食物应限量,但不是忌食,如牛奶、羊奶、奶糖、干酪、巧克力、花生、小米等,少食肥肉、高动物脂肪和高胆固醇食物,少食甜食,少饮酒和咖啡、茶等饮料。

210. 类风湿病人食疗常用品种有哪些?

(1)葡萄:味甘,性平,能益气补血,食之使人健壮,尤以葡萄干补力为甚,宜与桂圆肉同煎服。能益肝肾、强筋骨,用于气血两虚之心悸、失眠、神疲、盗汗等。还用于肝肾不足,腰膝酸软、无力。取葡萄干500克,人参10克,浸酒800毫升,密封10天,每次30毫升~50毫升,每日饮服1~2次;鲜食或取汁加蜂蜜少许,温开水送服。用于小便不利、水肿、小便短赤涩痛。取葡萄汁、藕汁、生地黄汁、蜂蜜、木瓜各等份,煎为稀汤,于食前服用,每次 60 毫升～100 毫升。

(2)大枣:具有补中益气、养血安神、缓和药性的作用。可作为零食或炖汤食用。常用于类风湿病人的脾胃虚弱、倦怠乏力、血虚、精神恍惚、心神不安等。

(3)核桃仁:具有补肝肾、强筋骨等作用。每日食用 2～3 个核桃。

(4)松子仁:具有滋肝补肾、益脑健脾、强壮筋骨等作用。每日食用 3 克～5 克。

(5)栗子:具有补肾壮腰、养胃健脾的作用。适用于类风湿肾虚、腰膝酸软者。

(6)新鲜桑葚:为平补肝肾之品。用鲜桑葚 500 克,鲜桑枝 1 000 克,红糖 400 克,白酒 1 000 毫升。亦可将桑枝洗净,切成 2 厘米长段,浸酒密封 30 天。摇匀,每日饮 20 毫升～50 毫升。有祛风湿、补肝肾、利血脉等作用。

(7)山楂树根(皮):用山楂树根(或皮)40 克～50 克,煎汤服用,亦可食用山楂果。有舒筋活络的作用。治疗类风湿痹证。

(8)橄榄:取鲜橄榄根或皮 40 克～50 克,洗净煎水内服,亦可食用橄榄果。治疗类风湿痹证,手足麻木等。

(9)桂圆:又称龙眼、桂圆肉。味甘,性平,入脾、心经。是补血益心、长智益脾之要药,入脾经功胜大枣。单用具有益气补血功效。用于类风湿之后期血细胞减少、体质虚弱、贫血等。

(10)山药:具有益气养阴、补肾、脾、肺的作用。适用于类风湿病后口渴、乏力、出汗等。

(11)黑豆:具有补肾益阴、健脾利湿、祛风除痹功效。适用于类风湿痹痛,四肢拘挛、肝肾不足。本品同薏苡仁、木瓜同用效果更佳。

(12)枸杞子:适用于类风湿肝肾阴虚、头晕目眩、腰膝酸软、身乏无力者,久服可强筋骨、耐寒暑、益精养血,令人长寿。可鲜食,配白菊花泡水代茶,还可与米煮粥食用。

(13)生姜:亦称姜,味辛,性微温。具有解表驱风散寒、温中止呕解毒之功效。生姜中含有一种姜辣素,对心脏、血管有刺激作用,能使心跳加快,血管扩张、血液流动加速,使全身感觉温热、出汗等。类风湿病人可以蔬菜食用,或菜中作料。还可配以生姜60克,陈醋100毫升,煎汤洗浸患肢。或用鲜姜捣烂外敷或取汁外搽等。也可用生姜、鲜葱、芫荽各30克,石菖蒲15克,共切碎捣烂,加白酒50毫升,调匀敷患处。

(14)辣椒:具有温中散寒之功效,外用可使局部皮肤血管扩张,促进血液循环,对防治类风湿有一定疗效。

(15)莲子:味甘涩,性平,具有清心养神益肾的作用。据《本草纲目》记载,莲子有"交心肾、固精气、强筋骨、补虚损、厚肠胃、利耳目、除寒湿"等功效。可鲜食,也可干果去皮、内心煮粥等食用。

(16)骨头汤:可用猪、牛、羊、狗等关节骨或脊椎骨熬汤、熬前放入几滴食醋,对类风湿病的急性期、亚急性期、慢性期的骨关节脱钙、骨质疏松有较好的补偿与调节作用。

以上的果品与蔬菜,可经常食用,量适中,不受更多的限制,对身体和疾病的恢复均大有裨益。

211. 类风湿性关节炎病人早期功能锻炼有什么要求?

类风湿性关节炎患者若只依赖于某种药物或某种治疗方法,过多地休息而忽视关节功能锻炼,常会加重关节的僵硬和畸形,甚至丧失了生活自理能力。类风湿病患者应采取综合治疗的方法,在医师指导下进行必要的体质与关节功能锻炼,以利功能恢复。疾病早期就应采取全身与局部关节主动或被动

地运动与活动,以增加关节活动度,恢复和保持关节功能,预防和改善关节周围肌肉萎缩。具体要求如下:

(1)根据病情,灵活掌握:根据自己的病情和关节功能障碍的程度,酌情选用适合自己情况的医疗体育和关节体操,不要强求。伴有消耗性疾病,发热和心、肺、肝、肾疾病时,不要进行全身锻炼,适当活动关节即可。

(2)动静结合,以动为主:关节及身体运动锻炼,应以动为主,动静结合,以主动运动为主,被动运动为辅。急性期要适当休息,避免炎症加重。当关节炎症和疼痛减轻后,即应做一些不使关节肿痛加重的活动,以增加肌力,防止关节挛缩、强直及肌肉废用性萎缩。小儿关节炎症基本控制后可以上学,但应避免跑、跳、打球和容易引起疲劳的运动至少半年。

(3)循序渐进,坚持不懈:每日活动量,由小到大,由轻微活动,逐渐增加,以至达到自己每日的活动量,长期坚持,持之以恒。在急性期的运动,以心跳加快每分钟达 120 次左右,累计每日活动达 2 小时为宜。慢性或稳定期,活动量以出汗为准,每日 4~6 小时为宜。

212. 晚期非手术类风湿性关节炎病人康复锻炼的内容与注意事项是什么?

康复锻炼的内容

(1)日常生活活动:包括穿脱衣裤,穿脱鞋袜,结解钮扣,结解腰带。持杯端碗,拿筷(匙),吃饭,拿暖瓶倒开水,削水果皮,清洗碗筷。自由翻身,揭盖被单,上下床铺,起坐椅凳或桌前起立打汤,开关抽屉,炒菜做饭。起立步行,弯腰拾物,坐或下蹲,散步,上下楼梯,刷牙,洗脸洗手,梳头,拧毛巾,上厕所,剪指甲,扫地,拖地板,洗澡擦身等,通过努力锻炼,力争生活自理。

（2）医疗体育：①手指屈伸练习。②握拳，紧握铅笔或大棍棒练习。③伸指，使手掌和手指平贴桌面。④手腕屈伸练习，两手掌相对，成合掌姿势，用一手压另一手使手腕伸屈，反复进行，要快速有力，还可手握哑铃，使手腕屈伸活动。⑤肘屈伸练习，用力屈肘同时握拳，使手触肩，然后用力伸肘，同时放开手指。⑥肩前屈练习，两臂下垂从前方举起在头上拍掌。⑦肩外展练习，两臂垂直下垂，从两侧举起，在头上拍掌。⑧肩外旋、内旋练习，两手掌心放在头后，两肘正向侧方肩外展外旋，两手背放在背部，掌心向后肩内旋。⑨踝关节练习，踝关节屈伸绕旋。⑩髋膝屈伸练习。⑪弓箭步，两腿轮流在前。⑫尽量下蹲、起立，足掌着地反复进行。⑬站立，直腿用力前后摆动，两腿轮流做。

上述练习可做 10～20 次，每日至少两遍。患者还可对有病的关节和附近肌肉施行自我按摩，以减轻肌肉疼痛和关节肿胀。

康复锻炼注意事项

（1）掌握活动量，不能操之过急，活动量由少至多，渐次增加，并适可而止。

（2）安排好时间，每日以早晨锻炼为好，不能到室外进行锻炼者可以在室内或床上随时安排项目，每次 20～30 分钟。

（3）体疗项目不宜多，一般只选 1～2 项。

（4）如在体疗中发现病人食欲差，失眠，体重明显下降，脉搏超过原来的 30%，这往往是锻炼过度引起或者有其他疾病，应酌减运动量。必要时去医院复诊。

213. 怎样确定类风湿性关节炎的临床缓解？

确定类风湿性关节炎临床缓解的标准有：

(1)晨僵时间少于 15 分钟。

(2)无乏力。

(3)无关节痛。

(4)活动时无关节疼痛或压痛。

(5)关节无肿胀。

(6)血沉小于 20 毫米/小时。

以上 6 条标准具备 5 条以上,而且至少持续两个月,才能确定为临床缓解。

有活动性血管炎表现、心包炎、胸膜炎、肌炎和近期无原因的体重下降或发热者,不能认为是临床缓解。

214. 对类风湿性关节炎治疗有何新进展？

随着医学科学技术的飞速发展,对类风湿的研究也在步步深入,国内外对基因和抗体的研究取得较快的进展,部分研究成果已应用于临床治疗,获得一些成果,但也有一些弊端。

(1)免疫球蛋白疗法:免疫球蛋白又称丙种球蛋白。国内学者在 1969 年试用于类风湿病治疗有效,国外学者在 1992 年静脉点滴也获疗效。

①用药方法。静脉点滴,每日按公斤体重 150 毫克～400 毫克,连用 5 日,以后每月 1 次,6～12 个月为 1 个疗程。先将丙种球蛋白(γ-GI)以注射用水溶解(10 毫升溶解 1 克),再以 5％葡萄糖溶液稀释至 3％溶液,开始滴注速度为每分钟按每公斤体重 0.01 毫升～0.02 毫升,30 分钟后病人无不良反应可逐渐加快速度,但最快不超过每分钟每公斤体重 0.08 毫

升。

②副作用及防治。多在静滴 30 分钟内出现似流感样反应或变态反应,表现怕冷、寒战、头痛、呼吸困难、胸闷、喘鸣、面部潮红、出汗、恶心、呕吐、腹痛、关节痛、背痛、低血压、休克、溶血性贫血等。丙种球蛋白(γ-GI)只能单独静脉输注,不能肌注或其他途径使用,禁与任何药物或液体混合输用。一般变态反应在输注后 1 小时内发生,少数在 24 小时内发生,轻度反应者,24 小时内可自行消失;严重者应停药,必要时注射糖皮质激素,口服扑尔敏、非那根、赛庚啶、苯海拉明、息斯敏、敏迪、醋氨酚等。也可预防用药。

(2)干扰素疗法:国外学者 1997 年首次用于治疗类风湿性关节炎,病人症状显著改善。

①用药方法。γ 干扰素 100 万～300 万单位,小儿每日每公斤体重 1 万～2.5 万单位,皮下、肌内或静脉注射,每周 2～5 次,2～6 个月为 1 个疗程。

②副作用及防治。多见为发热、畏寒、头晕、头痛、乏力、多汗、面部潮红、口干等,反应轻重与剂量相关,多在 6～24 小时或停药 72 小时内消失。重者表现消化道、神经、心血管、内分泌、造血系统和精神系统及皮肤等中毒性表现。出现副作用应及时停药,适量饮水、补液,应用糖皮质激素或脱敏药治疗,对症处理等。注射部位疼痛时,可加 0.5%～1% 普鲁卡因(勿用利多卡因)作溶剂。对有过敏史、精神病史、心肌梗死、肝肾功能不全、粒细胞减少症、早产儿等,应慎用或禁用。

(3)单克隆抗体疗法

①用药方法。静脉点滴,每日每公斤体重单克隆抗体 1 毫克～2.5 毫克,用 50 毫升～200 毫升生理盐水稀释后静脉输入,每日 1 次,在 60～120 分钟内输完,7～14 次为 1 个疗程。

②注意事项。单克隆抗体应置于 2℃～8℃贮存,不要冻结和振摇。首次治疗时,应先静脉注入地塞米松或甲基强的松龙,以防变态反应。严密监护治疗前、后和治疗期间的临床反应,定期检查白细胞、血小板、T 淋巴细胞亚群等细胞计数。有过敏史者应慎用或禁用。

③副作用及防治。副作用有发热、怕冷、恶心、呕吐、呼吸困难、胸痛、头痛、怕光、低血压、肝功能异常、继发感染等。治疗期间应用糖皮质激素、抗组胺及退热药,以防副作用发生。

(4)白细胞介素制剂疗法:包括白细胞介素-1、白细胞介素-2、白细胞介素-4、白细胞介素-6、白细胞介素-10 等。白细胞介素具有抗炎作用,使病人血沉降低,关节肿痛消退等。

①用药方法。肌内、皮下、胸腔或腹腔内注射,3～6 个月为 1 个疗程。静脉注射应连续应用 5 日。

②副作用及防治。同单克隆抗体。

以上用药,必须住院按医嘱治疗,千万不可在家或诊所用药,以防发生意外。

(5)胶原疗法:Ⅱ型胶原口服液是从鸡、牛的肋软骨、肌肉中提取,溶于醋酸的混悬液。据国外学者临床治疗 3 个月后,关节肿痛、晨僵、握力和血沉等,均有明显改善。

(6)抗淋巴细胞球蛋白疗法:抑制免疫复合物疾病所产生的抗体,使补体降低,抑制迟发变态反应。刺激骨髓干细胞增殖、分化,恢复造血功能,使类风湿病人的关节肿痛、晨僵消失。有的病人可保持疗效 6 个月,但病程长达 10 年以上者无效。

(7)切脾治疗:手术切除脾脏,也适用于严重类风湿病人。对 Felty 综合征类风湿,切除脾脏后,粒细胞减少、贫血、溃疡、反复感染、关节症状明显好转,仅有半数病人长期缓解,半数病人死于类风湿恶化或严重感染。

(8)胸腺和胸导管切除:用手术方法切除胸腺和胸导管,治疗类风湿也有效,其作用也属免疫抑制性调节疗法。

(9)血浆交换疗法:血浆交换疗法又称换血浆和血浆转换疗法。其作用机制是去除抗原抗体的循环免疫复合物(CIC)约80%～95%,抑制T、B淋巴细胞活性及其释放的细胞因子和炎症递质,清除高粘度物质副蛋白与蛋白结合的毒素,从而改善单核巨噬系(MΦ)、自然杀伤(NK)细胞的功能,以达到使类风湿性关节炎症消退和疼痛减轻或消失的治疗目的。其疗效好,主要用于多种疗法的治疗无效和迅速进展或恶化的恶性类风湿病人,但难免复发。

治疗操作:要到大医院专科门诊,有这种特殊仪器治疗设备,进行定期治疗。

(10)光亮子血液疗法:是抽取自体血液或同型新鲜血液经紫外线照射,并加氧后再输回给病人的治疗方法,亦称血液辐射疗法、自体血回输疗法等。

①抽病人静脉血200毫升(小儿为每公斤体重3毫升)或用新鲜同血型血,加入枸橼酸葡萄糖抗凝剂50毫升,转入血液辐射治疗仪石英玻璃罐内,用紫外线照射10个生物剂量8～12分钟,同时以5升/分钟流量纯氧输入,仪器罐托以77次/分钟、35°～40°俯仰摆动,使其充分混匀,当血液由暗红色逐渐变为鲜红色时,立即回输给病人,3～5日1次,5～8次为1个疗程,治疗间隔5～7日为宜。

②光化学疗法,采用分离机制备浓缩白细胞混合液240毫升,加入病人血浆300毫升、8-甲氧基补骨脂素按每公斤体重0.6毫克,其后再除去,再加入生理盐水后,用A级能紫外线照射后的血液含8-甲氧基补骨脂素50纳克/毫升,再将其

输入病人体内，每月前 2 日连续治疗 2 次，3 个月后每半个月治疗 1 次，6～10 次为 1 个疗程。

有过敏史、皮炎、低血压、出血倾向、血卟啉病、心肾功能不全者，应慎用或禁用。

四、预 防

215. 怎样预防类风湿性关节炎的发作？

迄今为止,对类风湿性关节炎尚无特效的预防办法,目前正在探索中。根据其发病的原因,提出以下一些相应的预防措施:

(1)加强普查与宣传教育:虽然类风湿性关节炎的致残率高,但如能获得早期诊断及早期正确治疗,仍可控制其发展甚至可能治愈。因此,临床医师应对本病保持足够的警惕性,不断提高诊断水平,控制本病的发展。

(2)预防感染:感冒、发热、咽炎、扁桃体炎等,有轻度风湿热活动时,应及早应用抗生素或抗病毒治疗,防止疾病进一步发展而引起类风湿性关节炎或复发。

(3)根治感染性病灶:根治病灶性扁桃体炎、副鼻窦炎、慢性胆囊炎、慢性中耳炎、子宫附件炎和龋齿等。应加强抗炎治疗,对抗炎无效者可采取手术治疗,以免留下引起类风湿病的祸根。

(4)加强锻炼,增强抵抗力:经常参加体育锻炼,如做保健体操、打太极拳等。

(5)保持良好的心理状态:有些患者是由于精神受刺激,过度悲伤,心情压抑等而诱发本病。在患病后,情绪的波动往往使病情加重。因此,保持心情舒畅对预防类风湿性关节炎有重要意义。

(6)病因预防:根据中医学理论,风、寒、湿、邪是引起类风湿性关节炎的主要因素,重点在病因预防上。避免受凉、受冻(尤其是冻疮及冻伤)、受风、受潮。避免精神紧张、过度劳累、失眠、性生活过度、出汗后受风、产后及经期下冷水。改善居住环境,应保持室内通风、干燥。注意不要长久使用电风扇、空调等。

216. 怎样预防类风湿性关节炎病人的关节功能障碍和残疾?

在类风湿性关节炎的急性期或亚急性期的病人,应尽可能地早期开始关节功能锻炼,有时需要忍痛或服用止痛药进行关节活动,早锻炼对避免关节破坏、融合、强直、变形等残疾非常有益。如果惧怕疼痛而不愿坚持关节锻炼,遗留残疾的可能性则大。如已出现关节活动受限,也可由他人帮助用温热、按摩或适当地进行被动运动来恢复关节功能,关节的功能活动要经常坚持,活动的幅度由小到大、由弱到强,自主活动最好,应持之以恒。家庭设施,如住房、台阶、栏杆、桌椅、床的高低、床上用品(包括电热褥、热炕)、生活用品、餐具、厨房用品、门把及厕所,均应为病人提供使用方便,尽力为病人设置良好舒适的家庭生活环境。

类风湿性关节炎病人如有条件或创造条件,利用身边的有利条件,包括水、泥、光、电、温热、按摩、竹管、拔罐、推拿、药物热蒸、热熏、自制白炽灯烘烤等,进行自我保健、治疗,时间每日 2~3 次,每次 1 小时左右。但须注意防止触电、烫伤、烧伤等。

对慢性、缓解和稳定期类风湿病人可以利用热矿泉、火山泥、热沙等疗养地进行康复疗养。每年去疗养院治疗 3 个月左右。同时注意饮食、休息。

217. 患急性类风湿性关节炎时怎样预防手指变形？

类风湿性关节炎急性期的病人,应尽可能早期开始关节功能锻炼,这对避免手指关节因破坏、融合而强直、畸形的残疾是有益的。

当因疼痛不能坚持关节功能锻炼时,要忍痛和内服止痛药后坚持进行。如关节活动已受限,也可由他人帮助在温热和按摩下进行适当的被动运动。锻炼要持之以恒。

(1)保持手指功能位置:正确地做法是手指各关节呈握鸡蛋样,但有时指关节不易做到。需借助可塑夹板固定,尤其夜间休息时,肌肉处于松弛状态,容易加重畸形。每晚临睡时,可以让家属帮助绑上夹板,早晨醒来先卸掉夹板,在床上适当做些活动,日常梳洗、早餐后,再把夹板绑上,但每日应放开4～5次,让关节适当地活动。

(2)手指屈伸练习:①握拳,紧握铅笔或稍大棍棒。②伸指,使手掌和手指平贴桌面。③用两枚大小适中的太极球在掌、指间滚。④拉胡琴或其他乐器,既锻炼手指,又使精神愉快。⑤手腕屈伸练习,两手掌相对,成合掌姿势,用一手压另一手使两手腕伸屈,反复进行,要快速有力,还可手握哑铃,使手腕屈伸活动。

以上练习每遍可做10～20次,每日至少2遍。此外,患者可对有病的关节和附近的肌肉施行自我按摩,以减轻肌肉疼痛和关节肿胀,预防手指变形或减轻残疾程度。

(3)体育锻炼:可以改善全身功能状况,预防骨质变性、关节强直,全身性的体育运动更好,如太极拳和体操等。

218. 类风湿性关节炎的预后如何?

本病的病程长短,病情轻重以及预后差别很大。从大量病例资料分析类风湿性关节炎的预后大致如下:

(1)15%~20%的病人发作1次以后缓解至少1年之久或不再复发。

(2)10%~15%的病人预后很差,病情进展迅速,对各种治疗均无反应,最终出现程度不同的关节畸形和功能受损。

(3)70%的病人表现为一种慢性过程,呈反复性、周期性发作。在经过合理、长期的治疗后,炎症会逐渐减轻、消退。但病程越长,对关节功能的影响也越大。

有类风湿结节及高效价类风湿因子,发病年龄大,有关节外表现者,预后多不佳。自发缓解者,病程多限于2年之内,2年后病情仍活动者多难自愈。少年型类风湿性关节炎一般预后良好,治疗后70%以上患儿可获完全缓解。

类风湿性关节炎晚期可并发干燥综合征,淀粉样变,尤其累及重要器官(如心、肺、肾)者,预后不良。

一般而言,类风湿性关节炎不会直接致人死亡。据统计病人的平均寿命较正常人缩短5年左右,主要因为机体抵抗力较差,容易受到感染。但大多数病人仍能安享天年。

219. 中医预防类风湿性关节炎的饮食原则有哪些?

中医称类风湿性关节炎为痹证或痹病。饮食原则要以扶正为主,以达到扶正不恋邪,祛邪而不伤正的目的。

(1)痹证急性发作期,饮食宜选清淡食物,忌油腻、刺激、辛辣之品,以防助火之弊。

(2)邪阻气血,通则不痛,痛则不通。故痹证疼痛宜食用温经通络,活血止痛之酒类或常用药膳。

(3)痹证多因风、寒、湿、邪等阻痹气血经络所致,故宜多选用祛风、散寒、化湿、通络之膳食,如芹菜、油菜、韭菜、香葱、香菜、木瓜、薏苡仁、辣椒等。

(4)正气内虚是痹证根本,应予以补气血、益肝肾、祛风化湿等之类的食品。辅助治疗所常用的药膳,如牛肉、羊肉、鱼肉、狗肉、蛇肉等。

(5)痹证有风、寒、湿、热、虚等证候不是固定不变的,可能相互之间互相转变,故应随病情变化而调整膳食。

(6)痹证多迁延难愈、反复发作,故药膳食疗要长期坚持,所选药膳应性味平和,不伤正,不碍胃,以利长期食用。

制法与用法要得当,病人的饮食是预防和治疗疾病的,所以在制作时,一般不应取炸、烤、爆、熬等烹调方法,以免改变食物的性、味和有效成分被分解或破坏,或使其性质发生改变而失去治疗作用。应取蒸、炖、煮、煲汤等烹调方式,使食物保持食性不变。每次烹制也不宜太多,以免一次吃不完,造成食物变质,也会改变食性和治疗功效,使得疗效下降,甚至会引起食物中毒。进食量每次不宜过多,食疗原则为少量多餐,细水长流,长期坚持食用才能收到好的效果。切忌一次食用过多,导致消化不良等。

220. 防治类风湿性关节炎有哪些食疗方?

古有"医食同源"的说法,通过饮食疗法,使患者既可免受打针吃药之苦,又能通过饮食,起到防治疾病、增强体质的效果。因此,食疗在防治类风湿性关节炎中有重要的意义。常用如下食疗方:

(1)乌豆粥:黑大豆50克,浸泡2日,植物油50毫升,同煮烂。白米 150 克,煮烂,与黑大豆再混煮成粥后,加白糖 50 克,生姜末适量。每日食用 3～4 次。

(2)薏苡仁粥:薏苡仁同粳米等量煮粥食用。

(3)姜面条:生姜、大葱各 9 克,辣椒适量,同面条煮食,趁热吃下,以汗出为度。连吃 10 天,每日 3 次。

(4)猪脚桑根饮:猪脚 1 只(约重 750 克),切成小块和米酒 1 瓶(500 毫升)放入大碗内,放进桑树根适量(约 200 克),隔水蒸至肉烂为止。趁热分早、晚 2 次喝,最好连肉吃下,连吃 3 只。

(5)鲜蛇肉:活乌梢蛇去头、尾、内脏,放沙锅中加水煮(可加少许葱、姜、酒)熟。每周吃 1～2 条,4 条为 1 个疗程。

(6)蛇粉:鲜蛇杀后或浸泡酒后的蛇,焙干、磨粉。每日 3 次,每次 1.5 克～3 克。

(7)黄芪桂枝蛇肉汤:活蛇 1 条(约 500 克),生黄芪 60 克,桂枝 9 克,当归 12 克。将全部用料一齐放入瓦罐中,加清水适量,文火煮 2 小时,取出蛇骨,加调味品即可。随量食用。有祛风逐寒之功效。

(8)附子鸡肉汤:鸡肉 90 克,熟附子 10 克,生姜 15 克,红枣 10 枚。将全部用料洗净,一齐放入瓦锅中,加开水适量,文火煮 2～3 小时,至汤水入口无麻辣感为度。随量饮用。功能为温肾逐寒、祛湿止痛。

(9)川牛膝羊肉汤:羊肉 90 克,当归 9 克,玉竹 15 克,川牛膝、枸杞子各 12 克,生姜 5 克。将全部用料洗净,放入瓦锅内,加清水适量,文火煮 2～3 小时,至羊肉酥烂为度,加调味品即可。随量饮用。有养血强筋、活血通痹之功效。

(10)锁阳龟肉汤:龟(龟肉、龟甲并用)1 只,干地黄 25 克,锁阳 15 克,砂仁 3 克,生姜适量。加清水适量,文火煮 2～

3 小时,调味即可食用。功能为补益肝肾、强壮筋骨。

(11)狗脊狗肾汤:狗脊骨(连肉)250 克,肉苁蓉 15 克,金狗肾、杜仲各 25 克,八角茴香少许。加清水文火煮 2～3 小时,至狗肉酥烂为度,调味即可。有补肾壮腰、祛风除湿之功效。

(12)虎骨仙灵酒:牛骨(或豹骨、狗骨、羊骨)12 克,用油炙酥,龟版 15 克炙酥,木瓜 15 克,炒羊脂、牛膝各 9 克,薏苡仁、仙灵脾、萆薢各 12 克,用 60～65 度白酒 1 000 毫升,密封浸泡,1 个月后每次温服 10 毫升～20 毫升,每日服 2～3 次。

食疗应少量多餐,切忌暴饮暴食,以免损伤脾胃,导致脘腹胀满。饮食疗法以调理及预防为主,必须持之以恒,经过数周的调理才能奏效。应注意辨证配膳。

221. 类风湿性关节炎病人怎样预防气候变化引起的关节痛?

90%的类风湿性关节炎患者对气候变化敏感。刮风、下雨、下雪及寒潮来临等天气变化时,常出现关节疼痛或疼痛加重。因此,病变关节竟成了天气预报的"气象台"。

气温下降,气压降低,湿度增大是造成类风湿性关节炎病人局部疼痛加重的主要原因,其中湿度的改变起着主要作用。湿度的改变对关节周围组织影响很大,可使血管扩张,关节囊充血,关节神经的敏感性增强。寒冷时血流缓慢,血中或关节滑液中的纤维蛋白原增多及血内肾上腺素含量升高,球蛋白凝集等,使滑液的粘度增高,加大了关节活动时的阻力,使关节疼痛加重。气压降低时,可使关节组织间隙液体积聚,导致细胞内压力升高,出现关节疼痛剧烈和肿胀。因此,类风湿性关节炎患者对气候的变化十分敏感。

气候变化可引发类风湿性关节痛,患者应顺应自然,注意起居,遇有突然降温或阴雨天气变化时,应及时作好保暖等预防工作,避免受凉和病变关节的寒冷刺激,并可辅以适当的理疗,以减少或减轻关节疼痛的发生。

当然,天气变化仅是促使发病的一个条件,只要患者的抗病能力增强,也可以不出现关节疼痛。因此,体育锻炼在预防类风湿性关节痛中同样有很重要的意义。

222. 夏秋季怎样预防类风湿性关节炎?

夏季炎热酷暑,雨水较多,闷热难当,提倡洗温水澡,以清洁皮肤,消暑防病。炎热天气,不可过于贪求凉快,不可在室外潮湿阴冷之处露宿或坐冷石、冷地,不可在过道、风口处乘凉,以免风寒湿邪乘虚侵袭。衣服应勤换勤洗,不穿湿衣或刚晒干的衣服。最好在清晨或傍晚较凉爽时进行体育锻炼,但不宜参加过于剧烈的运动,以免汗多损伤阳气。出汗较多时,适当饮用淡盐开水或盐绿豆汤,但不可饮用大量冷的白开水,也不要在运动后用冷水沐浴、洗头,以免引起寒湿痹证。应注意劳逸结合,合理安排工作,睡眠要充足,饮食要卫生。随着社会的进步,空调设备普及千家万户,给人们的生活带来了一个较舒适的环境,然而空调温度过低,或室内外温差过大,易使人体抗病能力减低,易外感风寒。因此,使用空调时应加以注意。夏季居处地势低而潮湿时,更应注意防湿,如在睡床下放干炭、石灰吸潮,或用抽湿机抽湿等。衣被要晾晒,保持干燥,防止湿气袭体。

秋季气候由热转凉,应适当增加衣服以防秋凉。秋天也是肠炎、痢疾等病的多发季节,要搞好环境卫生,饮食卫生。坚持用温水洗脸、热水泡足,促进血液循环,增强机体的免疫功能,预防类风湿性关节炎的发生。

223. 冬春季怎样预防类风湿性关节炎？

类风湿病的发生与体弱受风寒湿邪有关，类风湿性关节炎的第一次发作多在冬春季节。因此，冬春季应加强对类风湿性关节炎的预防。

冬季天气寒冷，寒邪之气极易损伤人体，故应注意保暖，慎防冻疮，尤其脚的保暖，俗话说"寒从脚下起"，双脚一旦受凉，极易引起感冒及其他疾病，外出要穿好鞋袜，套好耳套及戴手套，避免受冻得冻疮。冬季亦是麻疹、白喉、流感、腮腺炎等病的好发季节，应加以预防，可选用板蓝根、大青叶、鱼腥草、兰花根等药物煎水饮。年老体弱者可选食补、药补，也可坚持足底按摩，足三里穴位按摩等方法，促进新陈代谢，增强抗病能力。坚持锻炼身体，但应避免在大风、大雪、大寒、大雾中运动，以免受风寒侵袭，可做室内运动，增强体质。

春季温暖，温热毒邪开始滋生，致病微生物生长繁殖，流感、麻疹、肺炎、猩红热、流脑、急性支气管炎等病多有发生。应多开窗户，让空气流通。加强锻炼，提高机体免疫力，可用食醋熏蒸法或室内置薄荷油，或口服板蓝根冲剂等预防疾病。另外，春季天气忽冷忽热，不要急于脱掉棉衣，免得遇上刮风下雨，身体突然着凉而患病。

对于类风湿性关节炎患者，冬春季天气变化无常，更应注意防寒保暖。饮食以清淡为主，不宜过食辛辣、煎炸燥热之品。还可用金银花 10 克，岗梅根 30 克，桑枝 15 克，板蓝根 20 克水煎服，以作预防性用药，以防病情进展或反复。

224. 哪些中老年人易患类风湿性关节炎？如何预防？

人到中年以后，免疫器官及其免疫功能渐趋衰退，造成老年人容易患病;女性患者比男性多,女性中又以 30～40 岁及 45～55 岁年龄段的中年妇女为最多。尤其是下列中老年人群更易患类风湿性关节炎:

(1)饮食习惯不良,挑食、偏食,食物单调的人中,患病率约占 50%。

(2)患有胃炎、胃溃疡、肠炎等影响营养吸收与消化的患者中,患病率约占 15%。

(3)有急性与慢性咽炎、扁桃体炎、副鼻窦炎及易感冒患者中,患类风湿性关节炎约占 10%。

(4)工作及生活环境阴暗、潮湿或温差太大,受风、受凉及有雨淋史者占 60%。

预防措施有:

(1)保持良好的心理状态,乐观和积极向上的生活情趣,及时调整自己的心态,排除不良心理的影响。

(2)生活要有规律,饮食、起居、运动、休息、娱乐要有科学的安排,平时经常参加体育锻炼,提高机体抵抗力,顺应四季进行养生保健,日常生活中应注意保暖,防止受寒、受潮湿,预防呼吸道感染。改善饮食结构,增加营养,控制食盐摄取量,每日进食新鲜蔬菜、水果、鸡蛋、牛奶等富含维生素、钙质的食物,并防止身体肥胖等,均有助于预防发病或防止病情发展。

(3)尽量避免本病的诱发因素受凉、潮湿、劳累、精神创伤、营养不良、关节扭伤、骨折、感染等。

225. 青少年怎样预防类风湿性关节炎?

患类风湿性关节炎并非成年人的"专利",儿童、青少年患病者也不少。患病会对青少年的生长、发育产生不良影响,甚至遗留关节畸形及终生残疾,给青少年的身心造成极大的伤害。因此,应重视青少年对本病的预防。

(1)加强儿童、青少年的保健和卫生宣传教育工作,开展体育锻炼,增强体质。做好各种疫苗接种工作,提高抗病的能力。注意居室卫生,因地制宜地作好防寒、防潮工作,积极预防上呼吸道感染。在饮食方面应适当增加营养,改变不良的饮食习惯,不挑食、偏食等,以增强抗病能力。

(2)根除感染性病灶,如扁桃体炎、副鼻窦炎、慢性中耳炎、龋齿等慢性炎症,应加强抗炎治疗,对抗炎无效者可采取手术治疗,以免留下引起类风湿性关节炎的祸根。

(3)猩红热、急性扁桃体炎等应予积极彻底的治疗,抗生素以青霉素为首选。

(4)警惕各种不明原因的发热,并及早诊断与治疗。

226. 孕产妇如何预防类风湿性关节炎?

妊娠期间,血中糖皮质激素、雌激素、孕酮明显增高,可减轻类风湿性关节炎的严重程度,甚至可防止发病。分娩后雌激素和糖皮质激素等水平降低,产妇分娩时因长久猛烈用力,造成肌肉组织和关节韧带过劳,加上失血,因此气血两虚,周身毛孔张开,身体各系统的功能都在恢复中,机体抵抗力极低,易受湿气侵袭,致使类风湿性关节炎恶化或诱发。

因此,产后是预防类风湿性关节炎的关键时期。此时应避免受凉风吹,接触冷水。为避免伤风感冒,产妇应避开风口,穿着应舒适、柔软、保暖,居住的房间要温暖、通风、向阳,床上被褥要轻软、平整,勿在风口处睡卧或久坐,出汗多者,应及时擦干或更换衣服,避免受凉。产褥期不要用冷水洗刷东西,更不能去洗冷水澡。洗漱要用温水,每晚用热水泡脚15分钟以上,促进血液循环。避免产褥期感染,产后应勤换衣、勤洗澡,保持口腔、皮肤、会阴的清洁,产后 2 个月内应禁止性生活及盆浴,以免上行感染。另外,产妇的消化能力差,最好不吃生冷食物,饮食应富有营养及足够的热能和水分,增强自身的抗病能力,保证产后免受病邪侵袭。产后应作好心理调适,保持心情舒畅,根据自身情况,及早开始产后恢复锻炼,生活要有规律,注意劳逸结合,睡眠要充足,每日应保证 8 小时的睡眠,白天午睡 1～2 小时,使体力尽快恢复,对预防类风湿性关节炎同样重要。

金盾版图书，科学实用，
通俗易懂，物美价廉，欢迎选购

临床烧伤外科学	99.00 元	急诊抢救手册(修订版·	
新编诊疗常规(修订版·		精装)	27.00 元
精装)	88.00 元	内科急诊救治速查手册	7.00 元
乡村医生手册(修订版·		消化系统疾病诊断及	
精装)	48.00 元	治疗(精装)	39.00 元
乡村医生手册(修订版·		新编妇产科临床手册	
平装)	41.00 元	(精装)	32.00 元
新编心血管内科诊疗		临床药物手册(修订版·	
手册(精装)	36.00 元	精装)	58.00 元
性病防治图解手册	13.50 元	新编常用药物手册	
新编常用药物手册		(第三版·平装)	32.00 元
(第三版·精装)	37.00 元	新编简明药物手册	21.00 元
中华名医方剂大全		常用进口药物手册	21.00 元
(精装)	59.50 元	药物治疗处方手册	
临床实用中药辞典		(精装)	35.00 元
(精装)	88.00 元	护士手册(精装)	28.00 元
新编实习医师手册		常见病前兆早知道	32.50 元
(精装)	59.00 元	癌的早期信号防治与	
新编心血管疾病鉴别		逆转	11.00 元
诊断学(精装)	79.00 元	疲劳综合征预防 50 招	8.00 元
乡村医生急症救治手		内科常见病食物药物	
册(精装)	38.00 元	相宜相克	13.00 元
常见眼病诊断图谱		冠心病高血压脑血管	
(精装)	58.00 元	病科学用药问答	13.00 元
临床皮肤病性病彩色		心肌梗死防治 470 问	
图谱(精装)	130.00 元	(修订版)	22.00 元

肝炎的诊断及防治 17.00元	风湿性心脏病防治200问 6.00元
农民小伤小病自我防治	中老年人心血管急症的
手册 8.00元	防治 8.50元
高血压防治(修订版) 9.50元	老年心血管病防治与康复 6.50元
高血压病早防早治 7.50元	心血管病防治用药知识
高血压中西医防治 13.00元	160问 7.00元
高血压病自然疗法 9.00元	心脑血管疾病用药知识 9.50元
高血压病患者饮食	常见心血管疾病家庭康复 5.50元
调养 4.50元	常见心脑血管疾病的早期
血压异常的危害及其	信号与预防 6.00元
防治 9.50元	老年常见病先兆及预防 28.00元
冠心病用药方法及不	心脑血管病的自我预防
良反应处理 15.00元	与康复 6.50元
冠心病防治320问	心脑血管疾病饮食调养
(第二版) 8.50元	(另有VCD) 7.50元
冠心病早防早治 12.00元	脑血管病防治200问
中老年冠心病防治 6.00元	(第二版) 7.50元
动脉粥样硬化防治 6.50元	脑血管病自我防治 5.50元
心绞痛自我防治 6.00元	脑养护与脑血管病防治 12.00元
心脏病患者饮食调养 6.50元	脑血栓防治200问 7.50元
心脏养护与心脏病防治 15.00元	脑梗死防治260问 11.00元
心律失常防治150问 7.00元	脑血栓自然疗法 9.00元
心肌梗死自我防治 5.50元	脑瘤诊治200问 6.00元
如何预防再次心肌梗死 15.00元	中风防治200问 7.00元

　　以上图书由全国各地新华书店经销。凡向本社邮购图书或音像制品,可通过邮局汇款,在汇单"附言"栏填写所购书目,邮购图书均可享受9折优惠。购书30元(按打折后实款计算)以上的免收邮挂费,购书不足30元的按邮局资费标准收取3元挂号费,邮寄费由我社承担。邮购地址:北京市丰台区晓月中路29号,邮政编码:100072,联系人:金友,电话:(010)83210681、83210682、83219215、83219217(传真)。